T0198625

Igelino kann nicht anders

Lisa Pongratz

Igelino kann nicht anders

Zwangsstörungen kindgerecht erklärt

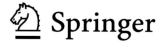 Springer

Lisa Pongratz
Sinabelkirchen, Österreich

ISBN 978-3-662-65989-2   ISBN 978-3-662-65990-8   (eBook)
https://doi.org/10.1007/978-3-662-65990-8

Die Deutsche Nationalbibliothek verzeichnet diese Publikation in der Deutschen Nationalbibliografie; detaillierte bibliografische Daten sind im Internet über https://portal.dnb.de abrufbar.

Illustrationen: © Meggie Klimbacher

Einbandabbildung: © Emkay Illustrations

Planung/Lektorat: Wiebke Wuerdemann
Springer ist ein Imprint der eingetragenen Gesellschaft Springer-Verlag GmbH, DE und ist ein Teil von Springer Nature.
Die Anschrift der Gesellschaft ist: Heidelberger Platz 3, 14197 Berlin, Germany

Vorwort

Psychische Erkrankung bei Kindern – ein Gedanke, der für viele Menschen befremdlich, nahezu absurd erscheint. Häufig wird die Vorstellung, dass Kinder bereits psychisch erkranken können, als erschreckend empfunden.

Die Aufgabe von Psychologinnen, Psychiaterinnen und Therapeutinnen besteht darin, Angehörigen und Betroffenen die Angst durch Aufklärung zu mildern. Das Verstehen von psychischen Vorgängen kann nicht nur für Kinder selbst, sondern auch für Eltern, Großeltern und Geschwister eine Erleichterung sein.

Während meiner Tätigkeit als Schulpsychologin an Wiener Volksschulen war ich auf der Suche nach Arbeitsmaterial in Form von Bilderbüchern, um anhand derer mit Kindern und Angehörigen psychische Erkrankung altersgerecht besprechen zu können.

Da ich leider im Rahmen meiner Recherche nicht fündig wurde, beschloss ich, mich selbst am Geschichtenschreiben zu versuchen, wodurch der kleine Igel Igelino und seine Freunde entstanden sind. Die Zusammenarbeit mit Meggie Klimbacher aka. Emkay Illustrations gestaltete sich von Beginn an als Bereicherung für dieses kreative Wissenschaftsprojekt.

Ich hoffe durch meine Bücher einen Beitrag zu mehr Aufklärung über psychische Erkrankungen im Kindesalter (aber auch darüber hinaus) zu leisten, Betroffenen und Angehörigen die Berührungsängste mit diesem Thema nehmen zu können und durch psychologische Tipps und professionelle Hilfestellungen eine Erleichterung der Situation für alle Beteiligten zu erreichen.

Die Bücher sollen Verständnis fördern – und vor allem: Freude bereiten.

Viel Vergnügen beim Lesen!

Sinabelkirchen, Österreich
Juli 2023

Lisa Pongratz

Inhaltsverzeichnis

Über die Autorin

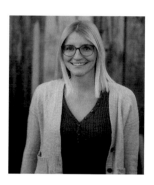

Lisa Pongratz wurde im wunderschönen Graz in Österreich geboren. Durch zahlreiche Auslandsaufenthalte in ihrer Jugend und im frühen Erwachsenen-alter festigte sich zunehmend ihr Interesse an den psychischen Vorgängen hinter menschlichem Verhalten. Während ihres Psychologiestudiums an der Alpen-Adria-Universität Klagenfurt begann sie bereits die Arbeit mit psychiatrisch schwer kranken Erwachsenen im Rahmen einer Tätigkeit als Case Managerin. Sie absolvierte das psychotherapeutische Propädeutikum zeitgleich und begann nach Beendigung des Studiums die Ausbildung zur klinischen Psychologin in Wien. Im Rahmen der Ausbildung sammelte sie Erfahrungen im psychokardiologischen Bereich und absolvierte Praxiszeit im St. Anna Kinderspital, wo ihre Leidenschaft für die psychologische Arbeit mit Kindern und Jugendlichen geweckt wurde. Nach einer vielseitigen Tätigkeit als Schulpsychologin an 8 Wiener Volksschulen zog es die Steirerin zurück in die Heimat, wo sie seither als klinische Psychologin an der Abteilung für Kinder- und

Jugendpsychiatrie- und psychotherapie tätig ist. Derzeit lehrt sie zusätzlich das Fach Entwicklungspsychologie an einer Fachhochschule und wird von ihrem Therapiebegleithund Ludwig zur gemeinsamen Arbeit mit psychisch kranken Kindern und Jugendlichen begleitet. Lisa Pongratz setzt sich insbesondere für die Psychoedukation von Kindern, Jugendlichen und deren Familien ein.

1

Psychische Störungen: Zahlen und Fakten

Eine psychische Erkrankung ist in unserer Gesellschaft nichts Neues. Seit Jahrhunderten gibt es bereits Forschung zu seelischen Zuständen, Persönlichkeitsmerkmalen und dem neurobiologischen Einfluss auf das menschliche Verhalten und Empfinden. Als Antwort auf die zunehmenden psychiatrischen Störungen kam es zu der Entwicklung von neuen Berufsbildern. Um psychische Krankheitsbilder adäquat behandeln zu können entwickelten sich Psychotherapieschulen, die klinische Psychologie, Neuropsychologie, Sozialpsychiatrie und viele mehr.

In Österreich wurden im Jahr 2018 über 110.000 Menschen aufgrund von psychischen Verhaltensstörungen in einem Akutkrankenhaus stationär behandelt. Es zeigt sich nur ein geringer Unterschied zwischen Männern (51.972 Patienten) und Frauen (58.607 Patientinnen). Der Großteil der Patientinnen war im Alter zwischen 15 und 44 Jahren (Statistik Austria, 2018).

Die deutsche Bevölkerung ist ebenfalls stark von psychischer Erkrankung betroffen. 27,8 % der Deutschen erkranken jährlich an einer psychischen Störung, das sind 17,8 Millionen Menschen. Risikofaktoren sind hierbei besonders das Geschlecht, Alter und der sozioökonomische Status. Frauen tendieren eher zu affektiven Störungen (Depressionen, Angststörungen) wohingegen Männer häufig an Suchtstörungen wie beispielsweise Alkohol- oder Medikamentenmissbrauch leiden. Am häufigsten erkranken Menschen im jungen Erwachsenenalter an psychischen Störungen. Durch einen niedrigen Bildungsgrad, wenig ökonomische Ressourcen und soziale Zurückgezogenheit erhöht sich zusätzlich das Erkrankungsrisiko (DGPPN, 2018).

L. Pongratz, *Igelino kann nicht anders*, https://doi.org/10.1007/978-3-662-65990-8_1

In der Schweiz wurden im Jahr 2017 6 % der Bevölkerung wegen psychischer Probleme behandelt. Es waren 4,4 % der Männer und 7,7 % der Frauen betroffen. 15 % der Schweizer gaben eine mittlere oder hohe psychische Belastung an. Am höchsten war die psychische Belastung bei den 45–55 Jährigen (ASP, 2017).

1.1   Zwangsstörungen

Zwangsstörungen treten heutzutage leider sehr häufig auf. Es wird geschätzt, dass ungefähr 2–3 % Menschen in ihrem Leben einmal unter Zwangsgedanken, Zwangshandlungen oder einer kombinierten Zwangsstörung leiden. Im Gegensatz zu Depressionen zeigt sich bei Zwangserkrankungen keine geschlechterspezifische Häufung. Zwänge treten demnach bei Frauen und Männern gleichermaßen häufig auf (Max-Planck-Institut, 2023).

1.2   Erklärungsmodell

Über die Ursache der zunehmenden psychischen Erkrankungen von Kindern und Jugendlichen gibt es unterschiedliche Theorien. In einer Gesellschaft, die Leistung als prioritäres Gut versteht, ist es für viele Kinder (und Erwachsene) nicht leicht, einen Platz zu finden oder zu genügen. Die Reaktion darauf kann Blockaden, Ängste, Ablehnung und sozialen Rückzug hervorrufen. Viele Kinder fühlen sich schulisch enorm unter Druck gesetzt und leiden in ihrem Selbstwert. Natürlich gibt es bei psychischen Störungen wie auch bei körperlichen Erkrankungen eine genetische Komponente. Das soziale Umfeld, der Erziehungsstil, kritische oder traumatische Ereignisse in der Entwicklung – all diese Faktoren beeinflussen die Psyche eines Kindes. In der Klinischen Psychologie wird als Erklärungsansatz immer von einem biopsychosozialen Modell ausgegangen, das heißt, dass sowohl körperliche, psychische als auch soziale Faktoren als ursächlich für die Entwicklung einer psychischen Krankheit angesehen werden.

2

Tipps zum gemeinsamen Lesen

Die Idee, Kindern die Thematik von psychischen Erkrankungen durch eine Bildergeschichte näher zu bringen hat vor allem den Hintergrund, schwierige Sachverhalte altersgerecht und anhand von Beispielen erklären zu können. Im folgenden Kapitel wird genau erklärt, wie die Geschichte gemeinsam gelesen werden soll, wie auf diverse Nachfragen reagiert werden kann und welche Beispiele genannt werden können, um dem Kind das Verstehen zu erleichtern.

Zum Start ist es wichtig, für geeignete Rahmenbedingungen zu sorgen. Nehmen Sie sich genügend Zeit, wählen Sie einen ungestörten Ort und eine entspannte Atmosphäre, um mit Ihrem Kind die Geschichte zu lesen. Erklären Sie Ihrem Kind, dass Sie heute eine ganz besondere Geschichte gemeinsam lesen werden. An dieser Stelle können Sie schon erwähnen, dass Igelino ein besonderes Kind ist, das ähnliche Probleme wie zum Beispiel ein Geschwisterkind, die Tante, oder aber auch Ihr Kind selbst hat. Geben Sie dem Kind die Möglichkeit, Igelino und seine Freunde kennenzulernen und zeigen Sie während dem Lesen die Parallelen zu Ihrem Kind oder zu der betroffenen Person im Umfeld des Kindes auf. Achten Sie auf die Reaktionen Ihres Kindes und machen Sie eine Lesepause, wenn Sie den Eindruck haben, dass Ihr Kind mit der Thematik überfordert ist.

L. Pongratz, *Igelino kann nicht anders*, https://doi.org/10.1007/978-3-662-65990-8_2

2.1 Wenn eine Person im Umfeld Ihres Kindes betroffen ist

2.1.1 Parallelen zur betroffenen Person ziehen

Beispiele

„Siehst du, Igelino wäscht sich mehrmals die Hände, obwohl diese ja eigentlich schon sauber sind. Das macht doch deine Schwester Hannah auch immer".

„Igelino denkt sich die schlimmsten Dinge aus, die passieren könnten, wenn er seine Hände nicht mehrmals wäscht. Dein Papa hat auch ganz viele gruselige Gedanken im Kopf, an die er sehr viel denkt."

„Igelino ist wie ich. Ich muss auch oft kontrollieren, ob ich die Haustüre zugesperrt habe oder das Licht abgeschaltet habe."

„Schau mal, wie verärgert der freche Dachs ist. So fühlst du dich auch manchmal, wenn deine Freundin Sarah wieder aufgrund ihrer Zwänge zu spät kommt."

„Die Igelfamilie bekommt Hilfe von der weisen Eule. Das ist bei Tante Anna auch so. Nur ist das keine weise Eule, sondern eine Psychotherapeutin. Sie spricht mit ihr und hilft ihr dadurch, weniger negative Gedanken zu haben."

2.1.2 Mögliche Nachfragen

„Aber warum geht es meiner Tante/Bruder/Oma/Sarah/Papa so?"
Erklären Sie Ihrem Kind, dass es viele Gründe dafür geben kann, so zwanghaft zu werden. Einerseits kann ein Kind verstehen, dass gewisse Wesenszüge angeboren sind und somit ein Kind sensibler ist als ein anderes. Andererseits können Sie Ihrem Kind verständlich machen, dass Zwänge ein Mechanismus sind, um Ängste kontrollierbar zu machen.

Beispiel

„Wenn wir Menschen uns fürchten, dann häufig deswegen, weil wir die Situation nicht im Griff haben oder diese nicht kontrollieren können. Durch Zwangshandlungen (Beispiele nennen) können manche Menschen dann das Gefühl bekommen, dass sie die Angst besser kontrollieren können. Es gibt aber bessere und einfachere Wege, mit der Angst umzugehen."

„Weißt du, wir Menschen sind alle unterschiedlich. Etwas, was für dich sehr gruselig ist, macht jemand anderem vielleicht weniger aus. Und dann gibt es vielleicht Dinge, die dich gar nicht stören, aber jemand anderen sehr ängstlich machen. Viele unserer Eigenschaften sind angeboren, wie auch unsere Haarfarbe, Augenfarbe und auch Körpergröße. Wir bekommen diese Eigenschaften von unseren Vorfahren, also Eltern, Großeltern oder sogar Urgroßeltern mit."

„Kann es mir auch passieren, so zwanghaft zu werden?"
Erklären Sie Ihrem Kind, dass jeder Mensch manchmal zwanghaft reagiert und das ganz normal ist. Besprechen Sie dennoch, dass es auch viele Betroffene gibt, bei denen die Zwänge das Leben zu sehr bestimmen. Stellen Sie jedoch klar, dass es bei Weitem nicht jedem passiert und es Möglichkeiten gibt, sich davor zu schützen. Geben Sie Ihrem Kind ein Gefühl der Sicherheit, indem Sie die Ressourcen Ihres Kindes aufzählen.

Beispiel

„Manchmal traurig, ängstlich oder zwanghaft zu sein, ist normal und betrifft viele Menschen. Schwierig wird es erst dann, wenn die Trauer, Angst oder der Zwang dein Leben bestimmt. Es muss aber natürlich nicht so sein und es gibt viele Möglichkeiten, sich davor zu schützen. Wir essen viel Obst, damit wir genug Vitamine im Körper haben, um nicht krank zu werden. So ähnlich ist es mit den Zwängen auch. Viel Bewegung an der frischen Luft, eine gesunde Ernährung, eine liebevolle Familie und Spaß mit Freunden helfen dabei, entspannt zu sein und zu vertrauen, dass nichts Schlimmes passieren wird. All das hast du in deinem Leben. Und sollte doch einmal etwas Schlimmes passieren, dann gibt es Dinge und Menschen, die helfen. Im Buch hat Igelino nicht nur den frechen Dachs und seine Igelfamilie, die ihn unterstützen, sondern auch die weise Eule und den Lehrer Fuchs."

„Was kann ich tun, um zu helfen?"
Erklären Sie Ihrem Kind die Notwendigkeit, für die betroffene Person da zu sein und auch geduldig zu bleiben.

Beispiele

„Wichtig ist, dass du für Tante Anna da bist, wenn es ihr schlecht geht. Manchmal reicht schon ein „Ich bin für dich da" oder ein „Wir schaffen das gemeinsam", um einen Menschen zu beruhigen. Sei nicht beleidigt, wenn sie einmal nichts unternehmen möchte. Es kann sehr anstrengend sein, mit Zwängen zu leben."

2.2 Wenn Ihr Kind betroffen ist

2.2.1 Parallelen zu Ihrem Kind ziehen

„Igelino kann einfach nicht damit aufhören, sich die Hände zu waschen. Das Gefühl kennst du, oder?"

„Genau wie Igelino hast du ganz viele Gedanken von schlimmen Dingen im Kopf, die passieren könnten. Wollen wir über diese Dinge sprechen?"

„Manchmal kommst du zu spät zur Schule oder hörst nicht zu, weil du so mit deinen negativen Gedanken beschäftigt bist. Igelino geht es da ähnlich, siehst du?"

„Igelino muss mehrmals kontrollieren, ob er die Haustür zugesperrt hat. Welche Dinge gibt es, die du häufig kontrollieren musst?"

„Schau mal, wie die weise Eule Igelino geholfen hat. Auch für dich gibt es eine weise Eule, die nennt man Psychotherapeutin. Sie wird mit dir sprechen, lustige Übungen mit dir machen und eine schöne Zeit mit dir verbringen. Dann wird es dir bald besser gehen."

2.2.2 Mögliche Nachfragen

„Aber warum fühle ich mich so?"
Erklären Sie Ihrem Kind, dass es unterschiedliche Gründe dafür geben kann. Einerseits sind manche Kinder sensibler und nehmen Dinge anders wahr. Stellen Sie die sensible Persönlichkeit auch als Stärke dar. Andererseits gibt es vielleicht ein belastendes Ereignis, das daran mitbeteiligt ist. Auch die Vererbbarkeit können Sie erwähnen.

Beispiel

„Dafür kann es viele Ursachen geben. Manche Menschen sind sensibler als andere und empfinden intensiver. Das heißt, du nimmst die Dinge stärker wahr. Da kann es auch sein, dass du schneller negative Gedanken hast als andere. Vielleicht liegt es aber auch daran, dass Papa und ich uns so häufig streiten und du dich ohnmächtig fühlst. Tante Anna ist auch öfters zwanghaft, aber gemeinsam konnten wir ihr helfen. Wir sind immer für dich da und unterstützen dich, damit es dir bald wieder besser geht."

„Geht es auch anderen Menschen so wie mir?"
Klären Sie Ihr Kind über das häufige Auftreten von Zwangsstörungen auf und setzen Sie den Fokus auf die Möglichkeiten, zu unterstützen.

Beispiel

„Ja, viele Kinder, Jugendliche und Erwachsene haben Zwänge. Bei einigen werden die Zwänge sehr groß und sie benötigen Hilfe. Wichtig ist dann, dass sie Unterstützung bekommen. Das kann eine Familie sein, die sich um sie kümmert, oder ein schönes Hobby, das ihnen Freude bereitet. Aber auch eine Psychotherapeutin, so wie die weise Eule, kann helfen. Sie spricht dann wie in der Geschichte mit den Menschen und unterstützt sie dabei, wieder entspannen zu können und die negativen Gedanken kleiner werden zu lassen."

„Wann wird es mir wieder besser gehen?"

Erklären Sie Ihrem Kind, dass Sie ihm keinen konkreten Zeitraum nennen können. Versichern Sie ihm jedoch, dass alles wieder gut wird und Sie für es da sind.

Beispiel

„Das kann ich dir nicht genau sagen. Sicher ist aber, dass es dir wieder besser gehen wird. Gemeinsam werden wir das schaffen und wir sind immer für dich da."

3

Igelino kann nicht anders

Liebe Erwachsene, liebe Kinder!

Ihr dürft bald Igelino kennenlernen – das wird bestimmt lustig. Igelino erlebt mit seinen Freunden die spannendsten Abenteuer. Meistens geht es um die „Psyche" der Waldtierkinder. Aber was bedeutet eigentlich „Psyche"? Wir alle haben eine Psyche und einen Körper. Ihr wisst schon, was ein Körper ist. Das sind unsere Arme, Beine, unser Kopf, unser Bauch, Rücken und Popo. Alles was wir an uns selbst anfassen können. Die Psyche ist etwas schwieriger zu erklären. Damit sind unsere Gedanken, unsere Handlungen und unsere Gefühle gemeint. Der Psyche kann es manchmal gut und manchmal schlecht gehen. Beides ist normal. Wenn es der Psyche aber hauptsächlich schlecht geht, ist es wichtig, darüber zu reden, damit sie sich wieder erholen und besser fühlen kann. Das ist ähnlich wie mit unserem Körper. Wenn der Körper krank ist, zum Beispiel Fieber hat, dann benötigt er Ruhe, liebevolle Pflege und vielleicht sogar ein Medikament, damit es besser wird. Es ist ganz wichtig, dass wir gut auf unseren Körper und unsere Psyche achten, beide sind ein Teil von uns.

So, nun kommen wir aber endlich zur Igelino-Geschichte. Wichtig ist, dass ihr es euch richtig bequem macht. Sucht euch einen ungestörten, gemütlichen Ort zum gemeinsamen Lesen. Wählt einen Zeitpunkt, an dem ihr nicht zu müde seid und genug Energie und Geduld für Igelino mitbringt. Hört gut auf euer Bauchgefühl und tut das, womit ihr euch wohlfühlt.

Viel Spaß!

L. Pongratz, *Igelino kann nicht anders*, https://doi.org/10.1007/978-3-662-65990-8_3

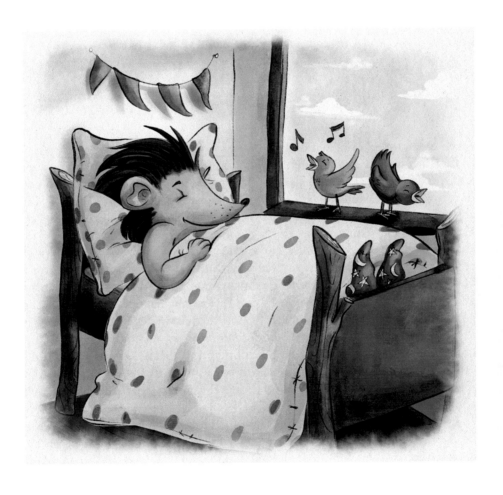

»Es war ein wunderbarer Frühlingstag. Die Vögel zwitscherten am Fenster von Igelino und die Sonne kitzelte bereits auf seiner Wange. „Guten Morgen, lieber Igelino. Ich bereite dir schon einmal dein Frühstück zu. Sei bitte so lieb, und mach dich inzwischen fertig für die Schule", sagte Mama Igel mit einem Lächeln. Für den Igelino war heute ein großer Tag. Er durfte zum ersten Mal ganz allein in die Schule gehen. Seine Igeleltern hatten nämlich beschlossen, dass er einen eigenen Schlüssel für das Igelhäuschen bekommen würde.

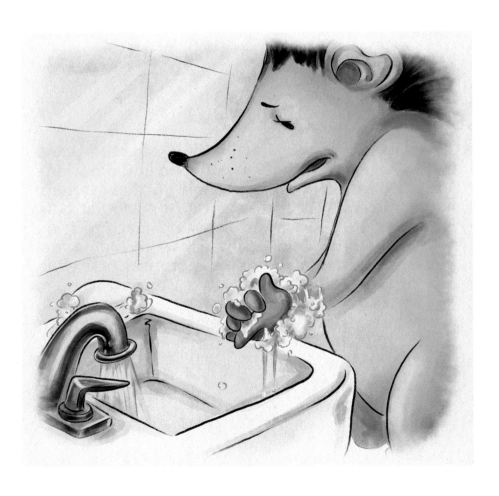

»Als dem kleinen Igel das einfiel, war er plötzlich putzmunter. Wie eine wildgewordene Hyäne raste er in das Badezimmer. Hastig putzte er sich die Zähne, kämmte sich die Stacheln und ging auf die Toilette. Anschließend wusch sich Igelino mit Seife die Hände. „Hm.. ob meine Hände schon sauber genug sind?", fragte sich Igelino. Also wusch er die Hände ein weiteres Mal. Aber seine Hände – die fühlten sich immer noch schmutzig an. Igelino hatte plötzlich Angst davor, durch Bakterien an seinen Händen schwer krank zu werden. Und so wusch und wusch der kleine Igel seine Hände, bis Mama Igel nach ihm rief: „Frühstück ist längst fertig. Wo bleibst du denn?"

Aktion 1: Malen Sie gemeinsam mit Ihrem Kind Ihre Hände auf einem Papier nach. Schreiben Sie gemeinsam auf jeden Finger eine positive Eigenschaft Ihres Kindes.

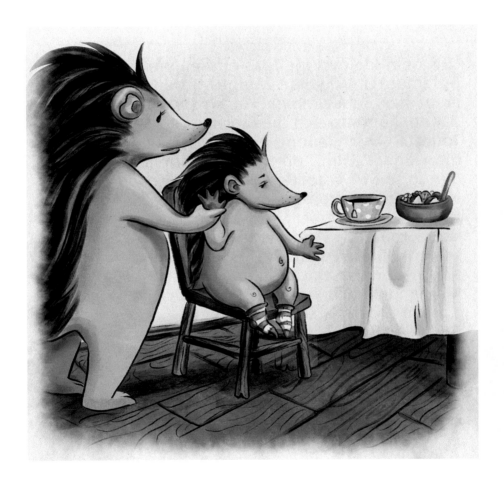

❱❱Widerwillig ging Igelino in die Küche und setzte sich an den Esstisch. „Wie sehen denn deine Hände aus?", erschrak sich Mama Igel. Als Igelino auf seine Hände sah, bemerkte er, dass diese vom vielen Waschen ganz rot waren. Als Mama Igel ihn jedoch fragte, warum er sich denn so oft die Hände gewaschen hatte, konnte er nur antworten: „Ich kann nicht anders." Besorgt schenkte Mama Igel Igelino seinen Lieblingstee ein. Dann ging sie in das Badezimmer, um die Wundsalbe zu holen, mit der sie die Hände von Igelino gut eincremte.

Aktion 2: Besprechen Sie mit Ihrem Kind Situationen, in denen es selbst oder Personen im Umfeld Ihres Kindes „nicht anders können."

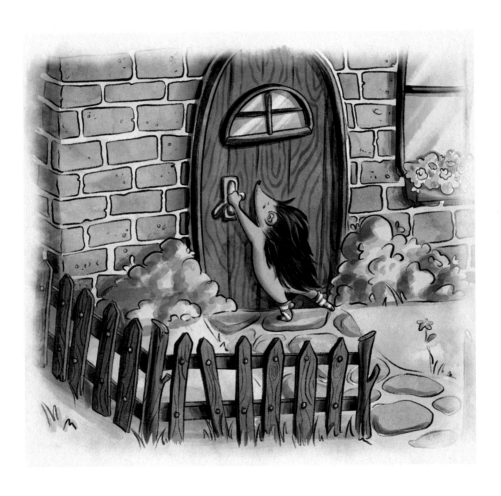

» „Ich muss jetzt zur Arbeit. Bitte vergiss nicht, die Tür zuzusperren, bevor du gehst", sagte Mama Igel, bevor sie ihrem Sohn einen Kuss auf die Stirn gab und das Igelhäuschen verließ. Igelino war furchtbar aufgeregt. Immerhin war es eine große Verantwortung, allein das Haus zu verlassen und den Weg bis zu dem Dachsbau, in dem sein bester Freund, der freche Dachs, wohnte, zurückzulegen. Er aß sein Käsebrot auf, nahm seine Schultasche und schloss die Haustüre des Igelhäuschens hinter sich.

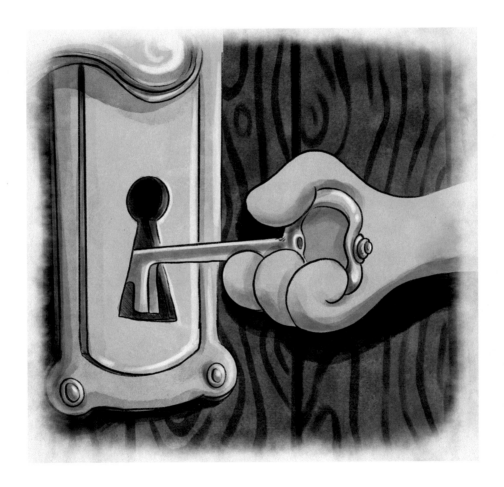

>> Als er gerade in den Wald hineingehen wollte, fiel ihm ein, dass er vergessen hatte, die Tür abzuschließen. Also ging Igelino zurück, sperrte die Türe zu und machte sich erneut auf den Weg Richtung Dachsbau.

Aktion 3: Sammeln Sie gemeinsam mit Ihrem Kind Beispiele, welche Aufgaben es im Alltag schon übernehmen darf. Wie fühlt es sich dabei, diese Verantwortung zu übernehmen? Was geht schon gut? Was geht noch nicht so gut?

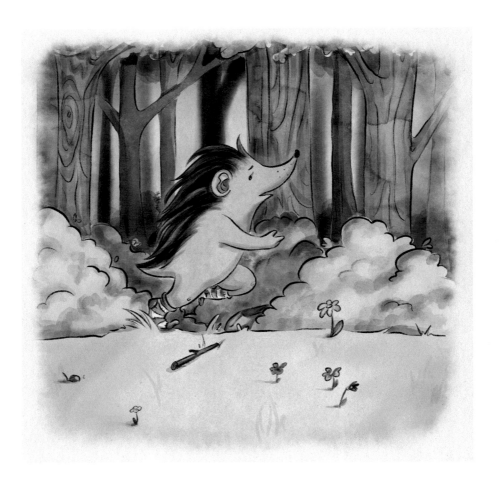

»Er überquerte eine wunderschöne Blumenwiese und bewunderte viele bunte Schmetterlinge, die dort auf der Suche nach Nektar waren. Plötzlich blieb er stehen und dachte nach. Hatte er die Tür des Igelhäuschens abgesperrt? Was, wenn er es doch vergessen hatte? Igelino machte sich solche Sorgen, nicht abgesperrt zu haben, dass er den ganzen Weg zurück zum Igelhäuschen rannte. Völlig verschwitzt und außer Puste drückte er die Türklinke der Haustür hinunter – sie war verschlossen. „Da bin ich aber froh", dachte sich Igelino. Erneut machte er sich auf den Weg zum Dachsbau.

Aktion 4: Besprechen Sie mit Ihrem Kind Dinge, die Sie manchmal vergessen. Was vergisst Ihr Kind manchmal? Wie fühlen wir uns, wenn wir etwas vergessen haben?

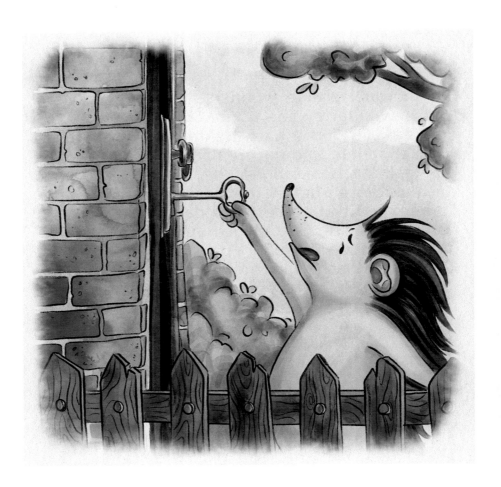

» Doch immer, wenn er an der Blumenwiese ankam, begann er wieder daran zu zweifeln, die Haustüre abgesperrt zu haben. Es war nicht auszudenken, was alles Schlimmes passieren könnte, wenn er die Haustüre offen gelassen hätte. Igelino lief noch 3-mal zurück zum Igelhäuschen, um zu kontrollieren, ob er zugesperrt hatte.

Aktion 5: Reflektieren Sie mit Ihrem Kind, wie es sich anfühlt, „nicht anders zu können". Malen Sie das Gefühl vor einer Zwangshandlung gemeinsam auf. Ist es dunkel oder hell? Groß oder klein? Bunt oder einfarbig?

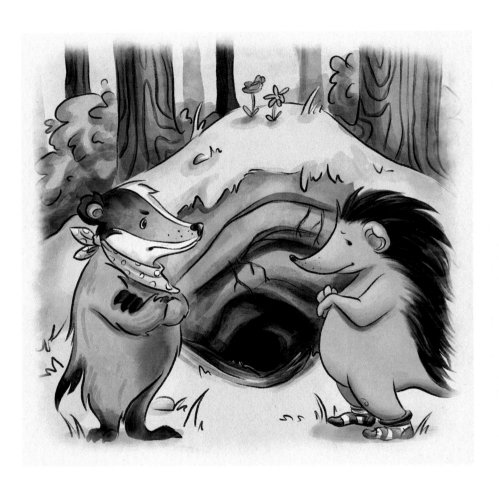

» Viel zu spät und vollkommen erschöpft kam Igelino schließlich beim Dachsbau an. Dort wartete der
freche Dachs schon ungeduldig. „Wo warst du
denn so lange? Jetzt kommen wir beide wieder zu
spät", sagte er zornig. Also erzählte Igelino dem
frechen Dachs, dass er mehrmals zurückgerannt
war, um zu sehen, ob die Türe verschlossen war.
Doch der freche Dachs verstand Igelino überhaupt
nicht. „Ich kann nicht anders", sagte Igelino
bedrückt.

Aktion 6: Besprechen Sie Situationen, in denen Ihr Kind oder eine betroffene
Person im Umfeld schon einmal Probleme mit anderen Menschen bekommen
hat. Thematisieren Sie insbesondere, dass es wichtig wäre, den frechen Dachs
aufzuklären, wie es Igelino geht.

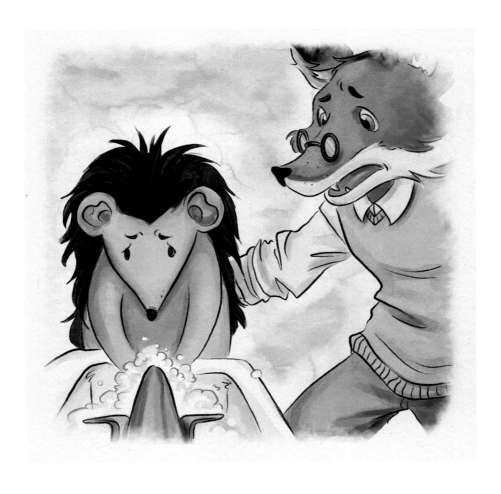

» Schweigend marschierten die beiden Freunde in die Schule, wo auch Lehrer Fuchs bereits auf sie wartete. Als der freche Dachs dem Lehrer den Grund für das Zuspätkommen erklärte, begann Igelino bitterlich zu weinen. „Ich kann, ich kann, ich kann einfach nicht anders", rief er und lief auf die Schultoilette. Er fühlte sich einfach nicht mehr wohl in seiner Haut und wollte sich von dem Schimpfen, dem Zuspätkommen, dem ständigen Vergessen reinwaschen. Er begann wieder damit, sich die Hände zu waschen. Er wusch sie wieder und wieder und hörte erst damit auf, als Lehrer Fuchs zu ihm kam.

Aktion 7: Sammeln Sie gemeinsam mit Ihrem Kind Ressourcen des Kindes. Wer kann helfen? Lehrerinnen, Familie, Freunde – gestalten Sie ein buntes Ressourcenplakat.

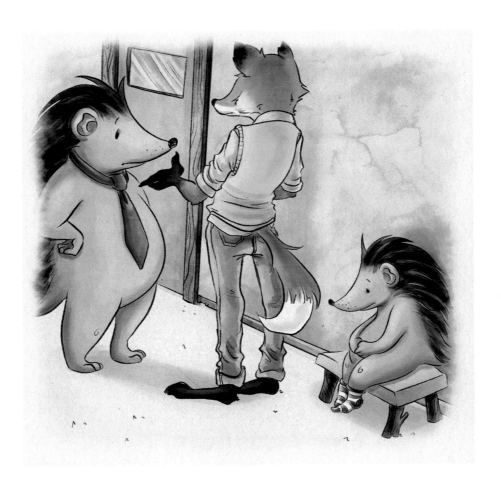

» Die beiden sprachen lange darüber, wie sich Igelino gerade fühlte. Herr Fuchs versprach, mit seinen
Eltern zu sprechen und ihm zu helfen. Als Papa Igel
den kleinen Igel an diesem Tag von der Schule ab-
holte, besprach er mit Herrn Fuchs, was vorgefallen
war. Dann drückte er Igelino ganz fest und versprach ihm, dass alles wieder gut werden würde.

Aktion 8: Reflektieren Sie mit Ihrem Kind, wie sich Igelino beim Händewaschen
fühlt. Dann reflektieren Sie gemeinsam, wie sich Igelino nach dem Gespräch mit
Lehrer Fuchs fühlt.

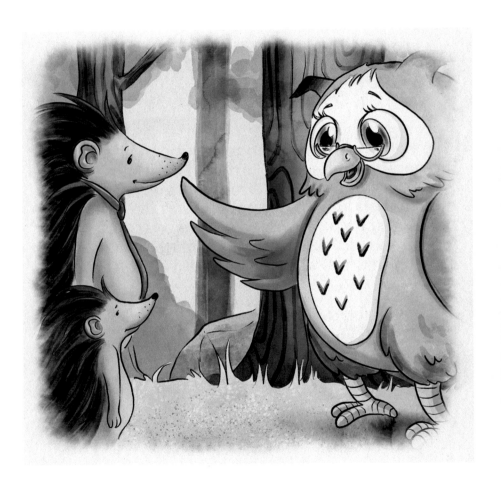

>> Gemeinsam machten sie sich auf den Weg in den Wald, wo die große, weise Eule wohnte. Papa Igel erzählte Igelino, dass die weise Eule schon vielen Tierkindern, die sich nicht wohl fühlten, geholfen hatte. Als sie an der Lichtung angekommen waren, auf der der große Baum der weisen Eule stand, kam diese herab geflogen, um sich vorzustellen. „Ich bin die weise Eule und habe von deinem lieben Herrn Lehrer Fuchs gehört, dass es dir momentan nicht so gut geht. Komm, steige auf meinen Flügel, ich nehme dich mit in mein Nest."

Aktion 9: Erklären Sie Ihrem Kind, was eine Psychologin/Psychotherapeutin ist und dass es weise Eulen auch in Wirklichkeit gibt.

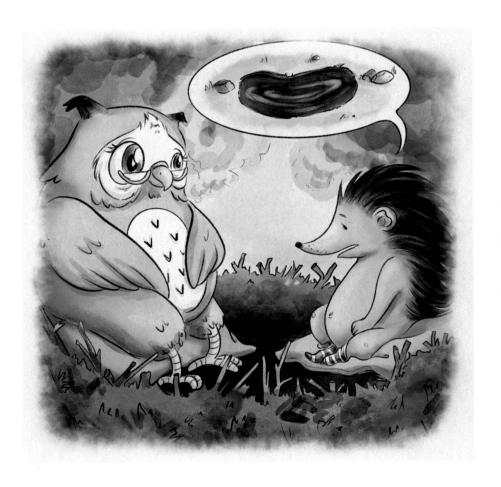

》Da Papa Igel einverstanden war, auf der Wald-
lichtung zu warten, setzte sich Igelino auf ihren
Flügel und die beiden flogen über die Baumkronen
hinweg in das Nest der weisen Eule. „Erzähl mir
einmal, was passiert ist und wie du dich fühlst."
gurrte die weise Eule aufmunternd. „Du kannst
mir wirklich alles erzählen und ich bin für dich da."
Also vertraute sich Igelino der weisen Eule an. Er
erzählte von dem Händewaschen, dem Türschloss
und dass er eben nicht anders konnte. „Damit
kenne ich mich aus, lieber Igelino", sagte die weise
Eule. „Es gibt auch andere Tierkinder, denen es
ähnlich geht wie dir." Erstaunt schaute Igelino die
weise Eule an. Er hätte niemals daran gedacht,
dass es auch anderen Kindern so gehen könnte.
Gemeinsam besprachen die weise Eule und Igelino
seine negativen Gedanken und wann es dazu
kommt, dass er nicht anders kann. Igelino erzählte
der weisen Eule, dass er als Baby-Igel einmal in
eine dreckige Pfütze gefallen war. Das sei ganz
schrecklich für ihn gewesen. Auch Papa Igel sprach
mit der weisen Eule. Er erzählte ihr, dass Mama Igel
auch immer wieder mit negativen Gedanken zu
kämpfen habe und im Igelhaus alles sehr ordent-
lich sein müsse. Die weise Eule gab Igelino einen
Notizblock mit, in den er notieren sollte, wie oft er
sich die Hände wusch oder das Türschloss kontrol-
lierte. Sie zeigte ihm auch, wie er sich entspannen
und auf andere Gedanken kommen konnte.

Aktion 10: Besprechen Sie mit Ihrem Kind, wann es schon einmal etwas Schlimmes erlebt hat. Thematisieren Sie auch, welche zwanghaften Eigenschaften Sie
selbst oder Ihr Partner haben und dass auch Erwachsene an diesen negativen
Gedanken und Zwangshandlungen arbeiten können.

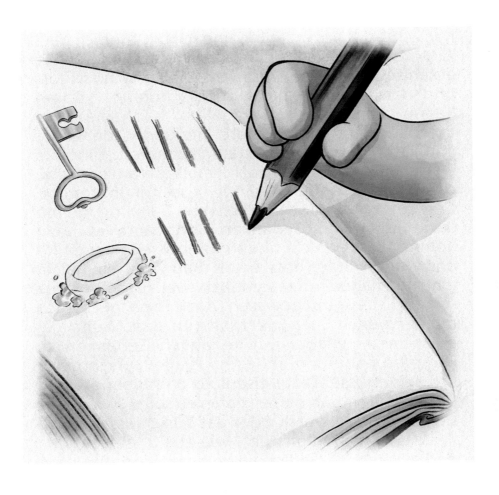

» Igelino war sehr froh, mit jemandem darüber gesprochen zu haben und fühlte sich erleichtert. Zuhause sprachen Igelino und Papa Igel mit Mama Igel. Sie nahmen sich fest vor, zusammen daran zu arbeiten, dass es Igelino besser geht. Igelino begann, jeden Tag aufzuschreiben, wie oft er sich die Hände wäscht und wie oft er nachsieht, ob die Türe abgeschlossen ist. Die Igeleltern gingen regelmäßig zur weisen Eule, um mit ihr zu sprechen und dadurch Igelino zu helfen.

Aktion 11: Malen Sie gemeinsam ein Bild von Igelino, wie er entspannt in einer Blumenwiese liegt. Reflektieren Sie zusammen, wie er es geschafft haben könnte, so entspannt zu sein.

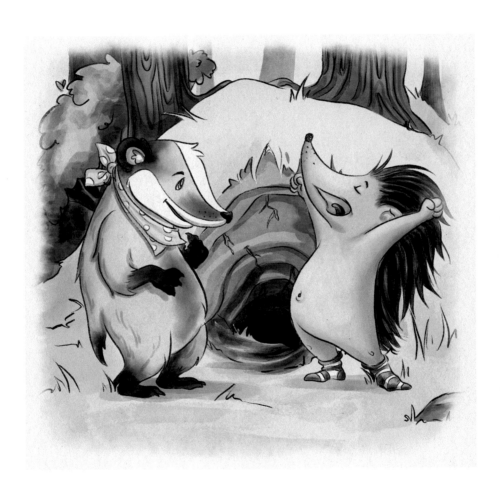

» Jede Woche besuchte Igelino die weise Eule und sprach mit ihr darüber, wie es ihm geht. Nach einer Weile bemerkte er, dass er sich weniger aufgeregt fühlte. Er musste sich auch nicht mehr ganz so oft die Hände waschen und nur noch manchmal von der Blumenwiese zurück zum Haus laufen. Als Igelino nach langer Zeit doch wieder einmal zu spät zu dem Dachsbau kam, musterte ihn der freche Dachs prüfend. „Hast du wieder nachschauen müssen, ob die Tür versperrt ist?", fragte er. „Nö, ich habe verschlafen", sagte Igelino und gähnte.

4

Was ist eine Zwangsstörung?

Viele Menschen zeigen in ihrer Persönlichkeitsstruktur zwanghafte Anteile. Ein gewisser Wunsch nach äußerer Ordnung und einem berechenbaren Ablauf von Ereignissen ist normal und individuell ausgeprägt.

Von einer Zwangsstörung spricht man jedoch dann, wenn der Alltag durch die zwanghaften Gedankengänge und damit zusammenhängenden Zwangshandlungen massiv beeinträchtigt wird.

Es gibt gewisse Kriterien, die für eine Diagnosestellung bei pathologische Zwänge erfüllt sein müssen. In der psychosozialen Versorgung haben sich zwei Klassifikationssysteme bewährt, um psychische Störungen zu diagnostizieren.

DSM-V

Der DSM-V oder auch (aus dem Englischen übersetzt) „Diagnostischer und statistischer Leitfaden psychischer Störungen" ist hauptsächlich in den USA, aber auch in Europa, in Gebrauch. Er wird von der American Psychiatric Association (APA) herausgegeben und bedient sich einem kategoriellen System. Ausschlussgründe für eine psychiatrische Störung im DSM-V sind die Symptomentstehung durch die Einnahme von Medikamenten oder eine Veränderung des Verhaltens und Empfindens aufgrund von normalen Lebensumständen, wie zum Beispiel reale Angst.

L. Pongratz, *Igelino kann nicht anders*, https://doi.org/10.1007/978-3-662-65990-8_4

ICD-10

Die „International Classification of Diseases" (kurz: ICD-10) ist die bereits 10. und derzeit aktuelle Version eines Krankheitsklassifikationssystems, das im deutschsprachigen Raum vielfach verwendet wird. Anhand des ICD-10 ist es nicht nur möglich, psychische Krankheiten und Verhaltensauffälligkeiten zu diagnostizieren, sondern es beinhaltet auch alle bekannten körperlichen Krankheiten. Neurologische Erkrankungen, Beschwerden im Herz-Kreislauf-Bereich, orthopädische Abnormitäten – all diese Krankheitsbilder werden anhand des ICD-10 diagnostiziert. Für Praktikerinnen im Fachbereich Klinische Psychologie ist das Kapitel F interessant. Es umfasst alle psychischen Störungen und Verhaltensauffälligkeiten im Kindes- und Erwachsenenalter.

Es gibt unterschiedliche Arten von Zwängen, die alle nachfolgend näher erklärt werden. In der Igelino-Geschichte leidet Igelino unter einem Wasch- und Kontrollzwang.

Symptome nach ICD-10

Nach ICD-10 (2016) ist eine Zwangsstörung wie folgt klassifiziert:
A. Entweder Zwangsgedanken oder Zwangshandlungen (oder beides) an den meisten Tagen über einen Zeitraum von mindestens 2 Wochen
B. Die Zwangsgedanken (Ideen oder Vorstellungen) und Zwangshandlungen zeigen sämtliche folgenden Merkmale:
   1. Sie werden als eigene Gedanken/Handlungen von den Betroffenen angesehen und nicht als von anderen Personen oder Einflüssen eingegeben
   2. Sie wiederholen sich dauernd und werden als unangenehm empfunden, und mindesten ein Zwangsgedanke oder eine Zwangshandlung werden als übertrieben und unsinnig anerkannt
   3. Die Betroffenen versuchen, Widerstand zu leisten (bei lange bestehenden Zwangsgedanken und Zwangshandlungen kann der Widerstand allerdings sehr gering sein). Gegen mindestens einen Zwangsgedanken oder eine Zwangshandlung wird gegenwärtig erfolglos Widerstand geleistet
   4. Die Ausführung eines Zwangsgedanken oder einer Zwangshandlung ist für sich genommen nicht angenehm (dies sollte von einer vorübergehenden Erleichterung von Spannung oder Angst unterschieden werden)
C. Die Betroffenen leiden unter den Zwangsgedanken und Zwangshandlungen oder werden in ihrer sozialen oder individuellen Leistungsfähigkeit behindert, meist durch den besonderen Zeitaufwand
D. Ausschlussvorbehalt: Die Störung ist nicht bedingt durch eine andere psychische Störung wie Schizophrenie und verwandte Störungen oder affektive Störungen

4.1   Zwangsgedanken/Grübelzwang

Endlose Gedankenschleifen oder exzessives Grübeln – viele Menschen, die unter zwanghafter Symptomatik leiden wissen Bescheid, wie anstrengend diese dysfunktionalen kognitiven Prozesse sein können. Alle erdenklichen Alternativen zur Handlung in einer längst vergangenen Situation werden beispielsweise durchgespielt und kognitiv erprobt. Betroffene Menschen empfinden das viele Grübeln und „Zerdenken" häufig als sehr quälend. Nicht ohne Grund hängt ein Grübelzwang oft mit einer depressiven Episode zusammen.

Zwangsgedanken können aber natürlich auch eine konkretere Form annehmen und sehr angstfokussiert sein. Ein häufiger Zwangsgedanke ist verbunden mit der Angst, dass jemandem, den man liebt, etwas Schreckliches zustoßen könnte. Auch die Sorge um das eigene körperliche und seelische Wohlbefinden kann sich zwanghaft äußern. Stark ausgeprägte Zwangsgedanken stehen dem normalen Funktionsniveau und einem unbeschwerten Alltag im Weg und sind dringend behandlungsbedürftig, da sie immensen Leidensdruck bei Betroffenen auslösen.

4.2   Zwangshandlungen

Die zwanghaften Handlungen, die häufig auf Zwangsgedanken folgen, müssen inhaltlich nicht unbedingt etwas mit den Inhalten der Gedanken zu tun haben. Viele Zwangshandlungen erfolgen scheinbar sinnlos und willkürlich. Im Folgenden sollen einige Arten von Zwangshandlungen näher beschrieben werden.

4.2.1   Waschzwang

Igelino zeigt eindeutig Zwangshandlungen im Sinne eines Waschzwangs. Er hat das dringende Bedürfnis, sich mehrmals hintereinander die Hände zu waschen und kann damit auch gar nicht mehr aufhören.

Häufiges Händewaschen, Duschen oder Baden sowie andere Hygienemaßnahmen können einen zwanghaften Charakter annehmen. Das Waschen geht über ein normales Ausmaß weit hinaus und kann deutliche Beeinträchtigungen bei den Betroffenen auslösen.

Wunde, rissige Hände, allergische Reaktionen oder sehr trockene Haut können die Folge von exzessivem Waschen sein. Viele der betroffenen Kinder und Jugendliche können nicht genau erklären, warum sie sich so oft waschen wollen. Andere äußern eine deutlich übertriebene Angst vor ansteckenden Krankheiten oder Keimen und das Gefühl, nie richtig sauber zu werden.

4.2.2 Ordnungszwang

Igelino zeigt keine Auffälligkeiten in seinem Bedürfnis nach Ordnung. Es wäre jedoch möglich, dass er eine Zwangshandlung in diese Richtung entwickelt.

Äußere Ordnung hilft uns manchmal beim Entwickeln von innerer Ordnung. Wird dieses Bedürfnis jedoch zwanghaft, werden Gegenstände akribisch sortiert, geordnet und geschlichtet. Das Vorgehen kann häufig großen Stress auslösen. Ein Ordnungszwang ist insbesondere im Zusammenleben mit anderen Menschen schwierig, die nicht nachvollziehen können, warum alle Dinge an einem bestimmten Platz liegen müssen.

Wird von Betroffenen eine Störung ihrer Ordnung empfunden, kann das massiven Stress auslösen, der sich durch Wutausbrüche, fremd- oder autoaggressives Verhalten oder erhöhte Ängstlichkeit äußern kann.

Zum Ordnungszwang zählen das exzessive Aufräumen, das Sortieren von Gegenständen in einer gewissen Anordnung (zum Beispiel nach Farbe, Größe, Wichtigkeit usw.) aber auch zeitliche Abläufe, die einer gewissen Ordnung zu folgen haben.

4.2.3 Zählzwang

Igelino weist keinen Zählzwang auf. Es wäre jedoch möglich, dass er beispielsweise nur eine gewisse Anzahl von Beeren isst, eine gerade Anzahl an Schritten in die Schule gehen muss oder an einer gewissen Anzahl an Bäumen vorbeigehen muss.

Manche Kinder neigen dazu, zwanghaftes Zählen zu entwickeln. Ob gerade oder ungerade Zahlen, Glücks- oder Pechzahlen, magisches und numerisches Denken aller Art – diese Eigenheiten sind für Bezugspersonen häufig nicht nachvollziehbar.

Beispielsweise werden die vorbeifahrenden Autos gezählt und in der Anzahl eine geheime Botschaft erkannt. Oder es darf nur eine gewisse Anzahl an Beeren/Bonbons gegessen werden. Nach allen 3 Häusern, die passiert wurden, muss von neuem gezählt werden. Reiskörner werden abgezählt, bevor sie gegessen werden usw. Die unterschiedlichen Ausprägungsformen von Zählzwängen sind vielfältig und wie bei allen Zwangshandlungen kommt es zu einem massiven Unwohlsein, wenn die Zwangshandlung nicht durchgeführt werden kann.

4.2.4   Kontrollzwang

> Igelino ist durch seinen Kontrollzwang sehr belastet. Durch die Aufregung und seine spezielle Neigung zu zwanghaftem Verhalten schafft er es nicht, sich von dem Gedanken zu lösen, dass etwas Schlimmes passieren könnte, wenn er nicht nochmals kontrolliert, ob die Haustüre zugesperrt ist.

Wer kennt es nicht: „Habe ich den Herd wirklich ausgemacht?", „Ist das Dachfenster zu?", „Habe ich abgeschlossen?" In unserem oft so automatisierten Alltag machen wir viele Handlungen nicht bewusst, an die wir uns später auch nicht erinnern können. Ein Nachkontrollieren bei diesen Dingen ist demnach völlig normal und dient einer sinnvollen Rückversicherung.

Beginnen Kinder und Jugendliche jedoch, Gegebenheiten mehrmals nachzukontrollieren und unter bei Unterlassen negative Konsequenzen zu befürchten, besteht definitiv Handlungsbedarf (Klicpera et al., 2019).

Häufige Kontrollzwänge sind das Nachkontrollieren von verschlossenen Türen, Herdplatte oder Backofen, Bügeleisen- oder Lockenstab, aber auch das Kontrollieren von anderen Personen. Bei den Betroffenen entsteht schnell ein immenser Leidensdruck, da Kontrollzwänge im Alltag sehr beeinträchtigend sein können.

4.2.5   Sprechzwang

> Igelino zeigt in der Bildergeschichte keinen Sprechzwang. Vielleicht hat er trotzdem häufig das Gefühl, etwas „sagen zu müssen", damit nichts Schlimmes passiert?

Zum Sprechzwang zählen unter anderem das zwanghafte Nachsprechen von Gehörtem oder auch das ständige Wiederholen von Sätzen oder Wörtern. Betroffene Kinder und Jugendliche verspotten durch das Nachsprechen nicht andere, sondern sie lösen dadurch eine innere Anspannung, die entsteht, wenn ein zwanghaftes Verhalten unterdrückt werden muss.

Auch Bezugspersonen werden in Sprechzwänge häufig miteinbezogen. So sollen sie beispielsweise spezielle Sätze und Wörter zu einem gewissen Zeitpunkt sagen, damit sich das zwanghafte Kind oder die zwanghafte Jugendliche sicher sein kann, dass die negativen Gedanken nicht wahr werden.

Sprechzwänge werden oftmals als ein „Nachäffen" interpretiert. Es steckt jedoch meistens keine aggressive Motivation dahinter. Obszöne Sätze oder Wörter können auch im Rahmen eines Tourette-Syndroms vorkommen. Dieses ist den Tic-Störungen zuzuordnen. Tics treten jedoch im Gegensatz zu Zwangshandlungen ohne Zwangsgedanken auf.

4.2.6   Zwanghaftes Berühren

> Igelino berührt in der Geschichte nicht zwanghaft Gegenstände oder Personen. Es wäre jedoch denkbar, dass er gewisse Rituale entwickelt hat, die das Berühren miteinbeziehen und ihm so mehr Sicherheit geben.

Zwanghaftes Berühren wirkt auf Außenstehende zumeist etwas befremdlich, insbesondere dann, wenn es sich um das Berühren von anderen Menschen handelt. Es kann jedoch auf unterschiedlichste Arten auftreten.

Das Berühren von Türklinken, Türen, Gegenständen in der Wohnung, Straßenlaternen – meistens folgt dieses einem gewissen Ablauf und einer speziellen Reihenfolge. So muss beispielsweise zunächst die Türklinke 3-mal berührt werden, bevor diese geöffnet werden kann.

Möglich ist auch das Nichtberühren von Gegenständen. Es wird beispielsweise akribisch darauf geachtet, nicht auf gewisse Fliesen im Badezimmer oder Steine am Wegrand zu treten.

Viele Kinder spielen gerne, dass der Boden nicht berührt werden darf und klettern so „über den Abgrund" oder „über der Lava". Es muss definitiv unterschieden werden, in welchem Kontext ein Kind oder Jugendlicher dieses Verhalten zeigt und ob dadurch ein Leidensdruck ausgelöst wird.

4.2.7   Sammelzwang

In der Bildergeschichte ist Igelino nicht offensichtlich von einem Sammelzwang betroffen. Wir können jedoch nicht ausschließen, dass er beispielsweise eine spezielle Sammlung an Eicheln oder Bucheckern oder anderen Dingen angesammelt hat, die er nicht mehr hergeben will.

Das zwanghafte Sammeln von scheinbar wertlosen Gegenständen stellt ebenfalls eine mögliche Zwangshandlung dar. Auch hier gilt wieder: Prinzipiell ist das Sammeln, beispielsweise von Sammlerstücken, Briefmarken, alten Gegenständen nichts Ungewöhnliches und für viele Menschen ein schönes Hobby.

Nimmt es jedoch deutlich übertriebene Ausmaße an und ist alleine der Gedanke an ein „Ausmisten" mit intensiven Ängsten und Wutausbrüchen verbunden, dann ist das Vorliegen eines zwanghaften Charakters des Verhaltens wahrscheinlich.

4.3   Zwang bei anderen psychischen Störungen

Zwanghaftes Verhalten ist, wie bereits erwähnt, bis zu einem gewissen Grad normal. Neben der näher beschriebenen Zwangsstörung mit Zwangsgedanken und Zwangshandlungen kommen zwanghafte Symptome, die über ein normales Maß hinausgehen, jedoch auch bei anderen psychischen Erkrankungen vor.

4.3.1   Autismus-Spektrum-Störung

Menschen mit Störungen aus dem autistischen Formenkreis leiden unter einer konstanten Überforderung durch zu viele Reize von außen. Sie nehmen die Umwelt anders wahr und ihr System ist schnell überreizt. Häufig fehlt Menschen auf dem autistischen Spektrum auch die Sprache oder Ausdrucksfähigkeit (insbesondere bei frühkindlichen Autistinnen), um diese Gefühle auszudrücken.

Zwanghaftes Verhalten wie beispielsweise die Abhängigkeit von starren Abläufen, eine mangelnde Flexibilität im Alltag oder das exzessive Sammeln von scheinbar wertlosen Gegenständen wird häufig im Zusammenhang mit Störungen aus dem autistischen Formenkreis beobachtet. Autistinnen leiden auch häufig zusätzlich unter einer Zwangsstörung mit Zwangsgedanken und Zwangshandlungen.

Autismus ist ein sehr spezifisches Störungsbild, das ebenso spezifischer Diagnostik und Behandlung bedarf. Wenn Ihr Kind eine Autismus-Spektrum-Störung hat oder Sie den Verdacht hegen, empfiehlt es sich, eine autismusspezifische Therapie zu beginnen. Auch die störungsspezifische Beratung für Eltern, Angehörige und Lehrpersonal können betroffene Kinder und Jugendliche sehr unterstützen.

4.3.2 Psychosen

Psychosen sind Episoden, die durch eine veränderte Wahrnehmung der Realität gekennzeichnet sind. Beispielsweise kommt es häufig zu akustischen, visuellen, olfaktorischen oder taktilen Halluzinationen. Das heißt, dass betroffene Personen Dinge sehen, hören, fühlen, riechen oder sogar schmecken, die andere Menschen nicht wahrnehmen.

Während einer Psychose kann es auch zu Verfolgungswahn oder paranoiden Gedanken kommen. Viele betroffene Menschen fühlen sich verfolgt, vertrauen niemandem mehr oder sind extrem eifersüchtig oder größenwahnsinnig.

Wenn nun psychotische Menschen von einer sog. inneren, imperativen („befehlenden") Stimme gesagt bekommen, dass sie gewisse Dinge tun sollen, kann dies mit einem Zwangsgedanken verwechselt werden. Es gilt hier genau zwischen akustischen Halluzinationen und Zwangsgedanken zu differenzieren.

Da eine Psychose für den betroffenen Menschen und sein Umfeld gefährlich sein kann, ist meistens ein stationärer Aufenthalt notwendig, um zu stabilisieren und zu schützen.

4.3.3 Zwanghafte Persönlichkeitsstörung

Von einer Persönlichkeitsstörung wird ausgegangen, wenn die betroffene Person durch stark ausgeprägte und andauernde Persönlichkeitseigenschaften bei sich selbst und im sozialen Umfeld Leidensdruck auslöst. Es gibt nach ICD-10 unterschiedliche Persönlichkeitsstörungen, die sich durch verschiedene Symptomatik äußern können. Alle hier anzuführen ist aus Platz- und Themengründen nicht möglich, es soll lediglich auf die zwanghafte Persönlichkeitsstörung eingegangen werden.

Menschen, die unter einer zwanghaften Persönlichkeitsstörung leiden, zeichnen sich oft durch einen sehr stark ausgeprägten Ordnungssinn aus. Perfektionismus bestimmt das Leben von betroffenen Menschen. Diesen Maßstab setzen sie jedoch nicht nur bei sich selbst, sondern auch bei ihren Bezugspersonen an.

Eine gewisse Sturheit und Rigidität des Denkens wird Menschen mit einer zwanghaften Persönlichkeitsstörung ebenfalls nachgesagt. Sie übernehmen ihre Aufgaben lieber allein, da sie anderen die Kompetenz nicht zuschreiben, Dinge nach ihren Wünschen zu erledigen.

Tagesabläufe, Wochenpläne, To-do-Listen – der Alltag wird akribisch geplant. Kommt es jedoch zu Abweichungen des Planes, empfinden Menschen mit einer Persönlichkeitsstörung des zwanghaften Typus enormen Stress und können mit Wutausbrüchen oder Liebesentzug reagieren.

Eine Persönlichkeitsstörung wird dann diagnostiziert, wenn Betroffene selbst oder ihr soziales Umfeld stark unter der ausgeprägten Symptomatik leiden und diese deutlich von der Norm abweicht. Es wird davon ausgegangen, dass Persönlichkeitsstörungen häufig durch traumatische Erfahrungen in der Kindheit entstehen. Lieblose und vernachlässigende Erziehungsmethoden, harte Strafen oder Misshandlung, psychisch kranke Elternteile – all diese Faktoren begünstigen die Entwicklung einer Persönlichkeitsstörung.

Die Behandlung von Persönlichkeitsstörungen ist langwierig, prinzipiell jedoch möglich. Viele Betroffene können von einer engmaschigen klinisch-psychologischen oder psychotherapeutischen Behandlung profitieren.

5

Wie entsteht eine Zwangsstörung?

Wie bereits erwähnt wird in der Psychologie stets von einem biopsycho-sozialen Modell ausgegangen. Es gibt einige Risikofaktoren (Benecke, 2014), die die Entstehung einer Zwangsstörung begünstigen können.

5.1 Risikofaktoren

5.1.1 Kindliche Traumata

> Igelino erlebt das Fallen in eine dreckige Pfütze als traumatisch. Die Ohnmacht, die er empfunden hatte, als er nicht mehr selbstständig aus dem Schmutz heraus-kommen konnte, hat sich ihm tief eingeprägt.

Traumatische Lebenserfahrungen prägen uns – meist einen großen Teil unseres Lebens. Einzelne, schwer zu verarbeitende Ereignisse bei Kindern und Jugendlichen wirken sich stark auf ihr Erleben und ihre Wahrnehmung aus. Solche Erfahrungen können zum Beispiel Unfälle, Gewalterlebnisse, schwere Krankheit oder Verletzung und Verlust von wichtigen Bezugspersonen sein.

Aber auch komplexe Traumatisierungen können zu zwanghafter Symptomatik führen. Emotionale oder körperliche Vernachlässigung bis hin zu Verwahrlosung, ein unterdrückender Erziehungsstil geprägt durch Kontrolle und Abwertung oder ein sehr chaotisches Familienleben mit wenig Halt sind nur einige Beispiele für mögliche Auslöser.

© Der/die Autor(en), exklusiv lizenziert an Springer-Verlag GmbH, DE, ein Teil von Springer Nature 2023
L. Pongratz, *Igelino kann nicht anders*, https://doi.org/10.1007/978-3-662-65990-8_5

5.1.2 Niedriger sozioökonomischer Status

> Igelinos Eltern kümmern sich liebevoll um ihn, jedoch wäre es möglich, dass ein Igelelternteil seit längerer Zeit arbeitslos ist und der Familie wenig monetäre Ressourcen zur Verfügung stehen. Dadurch wird bei allen Familienmitgliedern zusätzlicher Stress ausgelöst.

Ein wichtiger Faktor, um eine Zwangsstörung (und alle weiteren psychischen Erkrankungen) zu vermeiden, sind sozioökonomische Bedingungen. Begünstigend für die Entwicklung der Erkrankung sind insbesondere Arbeitslosigkeit, ein niedriges (Aus-)Bildungsniveau, wenig monetäre Ressourcen und das Fehlen von supportiven familiären Beziehungen. Vor allem der Mangel an einem sozialen Supportsystem kann eine längere Dauer und schweren Verlauf einer psychischen Störung verursachen.

Je gebildeter die Eltern sind, desto eher werden sie sich über die Erkrankung ihres Kindes informieren und eine Ressource darstellen. Mit Bildung ist kein universitärer Bildungsgrad gemeint, sondern das Vermögen, sich Wissen anzueignen und umzusetzen.

5.1.3 Elterliche Erziehung

> In der Bildergeschichte zeigen Igelinos Eltern zwar einen wertschätzenden Umgang mit ihm, es wird jedoch auch bekannt, dass Mama Igel selbst zwanghaftes Verhalten zeigt. Für Mama Igel ist Ordnung und Reinlichkeit extrem wichtig. Vielleicht muss Igelino zuhause sehr genau darauf achten, wo er seine Sachen hinlegt und seine Mutter mehrmals täglich beim Putzen unterstützen?

Der Erziehungsstil, der von Menschen mit erhöhter Zwangssymptomatik häufig berichtet wird, ist durch viel Kontrolle und Fokus auf Perfektionismus gekennzeichnet. Durch übermäßige Sorge und Hilfestellung ist es für Kinder schwierig, adäquat Autonomie zu entwickeln. Die dadurch entstehende Abhängigkeit von einer Bezugsperson ist nur schwer aufzubrechen und führt zu einem Gefühl von Ohnmacht und Ängsten.

Eltern, die Kinder durch Zustimmung und eigene Unsicherheiten in ihrem Vermeidungsverhalten stärken, hindern ebenso die Entwicklung einer ausreichenden Selbstregulationsfähigkeit. Es ist ganz klar, dass wir als Erwachsene für unsere Kinder da sind und sie unterstützen. Wichtig ist jedoch auch, ihnen Dinge zuzutrauen, die zunächst vielleicht schwer fallen. Nur so kann sich der Selbstwert adäquat entwickeln.

Wenn Sie diesbezüglich Unsicherheiten haben (so wie fast alle Eltern), kann eine Erziehungsberatung bei Psychologinnen oder Pädagogen hilfreich sein.

5.1.4 Genetische Veranlagung

> Mama Igel ist selbst von zwanghaftem Verhalten betroffen. Dies gibt sie nicht nur durch das Vorleben von Zwangsgedanken und Zwangshandlungen an Igelino weiter, sondern auch durch ihre Genetik.

Die Wahrscheinlichkeit, an einer psychischen Störung zu erkranken, erhöht sich durch die Erkrankung naher Verwandter. Einerseits wird hierbei von einer biologischen Ursache ausgegangen, andererseits könnte auch die Sozialisation und das sog. „Lernen am Modell" hierbei eine Rolle spielen.

5.1.5 Persönlichkeitsfaktoren

> Igelino zeigt sich in seiner Persönlichkeit sehr bedacht und vorsichtig. Er hat ein starkes Kontrollbedürfnis und neigt zu Perfektionismus. Leider hat Igelino auch einen niedrigen Selbstwert entwickelt und hat große Angst vor Ablehnung oder Abwertung.

Es gibt gewisse Persönlichkeitseigenschaften, die zur Entstehung einer Zwangsstörung beitragen können. Übermäßige Vorsicht und Bedachtheit, die Neigung zu perfektionistischen Vorstellungen und Ansprüchen an sich selbst und andere, ein hohes Bedürfnis an Kontrolle, häufiges Grübeln und erhöhte Ängstlichkeit in der Persönlichkeitsstruktur begünstigen die Entwicklung einer Zwangsstörung. Ebenfalls sind mit Zwangsgedanken und Zwangshandlungen häufig ein niedriger Selbstwert und die Angst vor Ablehnung assoziiert.

6

Wer kann helfen?

6.1 Psychotherapie

6.1.1 Psychotherapie in Deutschland

Die psychotherapeutische Ausbildung in Deutschland setzt ein Magister bzw. Masterstudium der Psychologie oder ein Medizinstudium voraus. Es gibt somit psychologische Psychotherapeuten und medizinische Psychotherapeuten.

In Deutschland sind derzeit 3 Psychotherapierichtungen durch den wissenschaftlichen Beirat Psychotherapie anerkannt und werden von den Krankenkassen rückerstattet.

- Systemische Therapie
- Verhaltenstherapie
- Analytische Psychotherapie bzw. tiefenpsychologisch-fundierte Psychotherapie

6.1.1.1 Systemische Therapie

Bei dieser Therapieform wird nicht nur das betroffene Kind selbst, sondern das gesamte soziale System in den Therapieprozess eingebunden. Es werden vielmehr die Beziehungen des Kindes zu Eltern, Geschwistern und Freunden als die Symptomatik des Einzelnen fokussiert und bearbeitet.

© Der/die Autor(en), exklusiv lizenziert an Springer-Verlag GmbH, DE, ein Teil von Springer Nature 2023
L. Pongratz, *Igelino kann nicht anders*, https://doi.org/10.1007/978-3-662-65990-8_6

Eine essenzielle Art der systemischen Therapie ist die systemische Familientherapie. Die betroffenen Familienmitglieder werden durch den Psychotherapeuten angeleitet, dysfunktionale Beziehungsmuster aufzudecken und zu bearbeiten. Die sozialen Beziehungen sollen verbessert werden, wodurch alle Individuen in dem besagten System ebenfalls eine Linderung ihrer Symptome erfahren (Benecke, 2014).

Alle betroffenen Teilnehmerinnen der systemischen Familientherapie sind am Problem und an dessen Lösung beteiligt, indem Interaktionen untereinander hinterfragt werden. Gemeinsam werden Veränderungsmöglichkeiten erprobt und in den Therapiesitzungen reflektiert.

Insbesondere bei Kindern und Jugendlichen mit psychischen Erkrankungen ist oftmals eine systemische Familientherapie indiziert. Viele problematische Verhaltensmuster und aufrechterhaltende Faktoren finden sich im System Familie. Deshalb ist es umso wichtiger, nicht nur beim Kind selbst, sondern auch bei den Eltern anzusetzen.

> Die weise Eule findet in den Therapiegesprächen mit Igelino heraus, dass auch Mama Igel unter einem zwanghaften Verhalten leidet. Gemeinsam wird die ganze Familie vorgeladen, um herauszufinden, wer im Familiensystem welche Rolle einnimmt und welche Faktoren das zwanghafte Verhalten von Igelino verstärken.

6.1.1.2 Verhaltenstherapie

Wie der Name schon sagt beschäftigt sich die Verhaltenstherapie mit dem Verhalten der Menschen und arbeitet symptomorientiert. Sie basiert auf Lerntheorien und Theorien zur Konditionierung.

Es wird davon ausgegangen, dass Verhalten erlernt wird. Das kann durch das Beobachten von Bezugspersonen, wie zum Beispiel der Eltern, erfolgen. Es ist aber auch möglich, dass ein Kind lernt, dass gewisses Verhalten sich lohnt. Dann wird es dieses Verhalten weiterhin oder sogar verstärkt zeigen. Das Gleiche gilt für Verhalten, das als wenig lohnend erscheint. Dieses wird vom Kind weniger oder gar nicht mehr gezeigt werden. Solche Prozesse finden teilweise auch unterbewusst statt.

Igelino und die weise Eule besprechen genau, in welchen Situationen Igelino das zwanghafte Verhalten zeigt und „nicht anders kann". Beispielsweise muss er sich sofort die Hände waschen, wenn er draußen mit dem frechen Dachs gespielt hat. Sie üben nun gemeinsam, im Garten zu spielen, jedoch immer seltener danach sofort die Hände zu waschen. Igelino wird so mit auslösenden Reizen (dem Spielen und sich dreckig machen) konfrontiert, ohne die zugehörige Zwangshandlung durchzuführen.

Die Verhaltenstherapie beschäftigt sich jedoch nicht nur mit erlerntem Verhalten, sondern auch mit der Kognition. Als Kognition bezeichnet man das Wahrnehmen, Denken, Schlussfolgern und Begreifen der Menschen. Bei psychischen Erkrankungen herrschen besonders häufig dysfunktionale Denkschemata oder kognitive Fehler vor, die verhaltenstherapeutisch durch kognitive Umstrukturierung verändert werden können.

6.1.1.3 Analytische Psychotherapie/ Tiefenpsychologisch-fundierte Psychotherapie

Tiefenpsychologische Verfahren beschäftigen sich vor allem mit unbewussten, inneren Konflikten. Die psychoanalytische Theorie geht davon aus, dass frühe Traumata und negative Erfahrungen in der Kindheit oder individuellen Lebensgeschichte zu diesen Konflikten führen. Der Beziehung des Patienten zum Therapeuten kommt eine besondere Bedeutung zu.

Die weise Eule als analytische Psychotherapeutin geht von einem Generationenkonflikt aus. Bereits Mama Igel hat das zwanghafte Verhalten von ihrem Igelpapa übernommen und Igelino führt nun die Tradition weiter. Außerdem interpretiert die weise Eule das „Sich-dreckig-Fühlen" von Igelino als eine Reaktion auf eine frühkindliche Traumatisierung. Dass er in eine schmutzige Pfütze gefallen ist, hat bei ihm das zwanghafte Bedürfnis ausgelöst, sich zu waschen. Gemeinsam werden in intensiven Gesprächssitzungen der Generationenkonflikt und die Traumatisierung bearbeitet. Igelino lernt, andere Strategien zu entwickeln und sein Verhalten zu reflektieren.

6.1.2 Psychotherapie in Österreich

Psychotherapeuten in Österreich durchlaufen meist eine 2-phasige Ausbildung. Als Basis gilt das sog. Psychotherapeutische Propädeutikum, das zumeist an den entsprechenden Instituten der Universitäten der angeboten wird und therapeutische Grundkompetenzen, Selbsterfahrung und Informationen über die einzelnen Therapierichtungen enthält. Ein Studium der Psychologie ist hierfür keine Voraussetzung.

In weiterer Folge wird ein Fachspezifikum der gewählten Therapieschule begonnen und unter steter Selbstreflexion abgeschlossen.

In Österreich gibt es insgesamt 23 unterschiedliche Therapiemethoden, die anerkannt sind. Diese sind in 4 methodische Übergruppen unterteilt:

- Tiefenpsychologisch-psychodynamische Zugänge
- Verhaltenstherapeutische Methoden
- Systemische Therapierichtungen
- Humanistisch-existenzielle Methoden

Da die anderen Übergruppen bereits in dem Abschn. 6.1.1 erklärt wurden, soll hier nur auf die *humanistisch-existenziellen Methoden* eingegangen werden. Diese bestehen aus theoretischen und praktischen Zugängen und beschäftigen sich immer mit der Ganzheitlichkeit des menschlichen Seins und nicht nur mit Teilaspekten wie erlerntem Verhalten oder dem Unterbewusstsein.

Der humanistisch-existenzielle Zugang fokussiert das Individuum als Ganzes. Das bedeutet, der Mensch steht im Vordergrund. Es wird die eigene Lebensgeschichte und Persönlichkeitsentwicklung thematisiert. Wichtig sind der stets positive Fokus und die Frage nach dem Sinn des Lebens.

> Igelino lernt von der weisen Eule, achtsam zu sein. Er achtet mehr darauf, wie er sich in gewissen Situationen fühlt und erkennt Grenzen. Sie bearbeiten gemeinsam wichtige Lebensereignisse und reinszenieren diese in Rollenspielen. Die weise Eule setzt stets einen positiven Fokus und rückt die Entwicklungsschritte von Igelino in den Vordergrund. Dadurch werden sein zwanghaftes Verhalten und die negativen Gedanken immer weniger.

6.1.3 Psychotherapie in der Schweiz

In der Schweiz gibt es je nach Kanton unterschiedliche Richtlinien zur psychotherapeutischen Ausbildung. Zumeist sind jedoch ein facheinschlägiges Studium und eine darauffolgende Psychotherapieausbildung vorgesehen. Es gibt verschiedene Verbände, die Psychotherapieausbildungen anbieten und die jeweiligen Psychotherapierichtungen evaluieren und aufnehmen.

Ebenso wie in Österreich sind in der Schweiz folgende Übergruppen der Psychotherapierichtungen anerkannt:

- Analytische Therapien
- Tiefenpsychologisch-fundierte Methoden
- Systemische Therapie
- Humanistische Psychotherapie

In der Schweiz kommen noch körperorientierte und kunstorientierte Methoden hinzu.

6.2   Klinische Psychologie in Österreich

Einen wesentlichen Beitrag zur psychologischen Diagnostik und Behandlung in Österreich leistet die klinische Psychologie. Anders als bei der Psychotherapieausbildung ist hierfür ein Masterstudium der Psychologie Grundvoraussetzung. Darauf folgt eine ausführliche praktische und theoretische Zusatzausbildung in der psychische Störungsbilder, Behandlungskonzepte, wissenschaftlich-fundierte Diagnostikverfahren und Interventionen erlernt werden. Für die Ausbildung wird die Arbeit mit allen Altersgruppen, die Zusammenarbeit mit einem multiprofessionellen Team und stetige Supervision sowie Selbsterfahrung in unterschiedlichen Settings vorausgesetzt. Die Ausbildung wird von unterschiedlichen Instituten in Österreich angeboten und ist selbst zu bezahlen. Ebenso gibt es strikte Fortbildungsrichtlinien, damit die Berufsangehörigen stets auf dem neuesten Stand der Forschung bleiben und sich aktuelle Diagnostik- bzw. Behandlungskonzepte aneignen können.

Klinische Psychologinnen sind in Österreich sowohl im niedergelassenen Bereich als auch in Institutionen tätig. Es gibt direkte Verträge mit den Krankenkassen, aber auch Wahlpsychologen. Ebenso ist die Ausbildung „Klinische Psychologie" die Voraussetzung für zahlreiche Weiterbildungen wie beispielsweise die Neuropsychologie oder Kinder-, Jugend- und Familienpsychologie.

Ein wesentlicher Arbeitsbereich, der klinischen Psychologen vorbehalten ist, ist die klinisch-psychologische Diagnostik. Durch eine biopsychosoziale Anamnese, das Durchführen von validierten Testverfahren und dem klinischen Eindruck wird eine klinisch-psychologische Diagnose erstellt. Zusätzlich sind Beratung und Behandlung im Einzel-, Paar-, oder Gruppensetting eine Teilaufgabe von klinischen Psycholog*innen.

Wie in vielen Bereichen ist die Zusammenarbeit in einem multiprofessionellen Team erstrebenswert. Der stetige Austausch mit Fachärztinnen, Psychotherapeutinnen, Sozialarbeiterinnen, Ergotherapeutinnen und Logopädinnen stellt für die klinisch-psychologische Arbeit einen Mehrwert dar.

> Die weise Eule führt mit Mama Igel und Igelino selbst ein ausführliches Gespräch. Dieses sog. Anamnesegespräch umfasst Informationen zu Vorerkrankungen, den Lebensumständen, Problemen und Ressourcen von Igelino. Dann händigt sie Mama Igel und Igelino Fragebögen aus, die sie ausfüllen sollen. Diese Fragebögen erfassen unterschiedliche Aspekte der Symptomatik. Die weise Eule stellt weitere Fragen, um mögliche andere psychische Erkrankungen auszuschließen. Zum Schluss fasst sie die Ergebnisse zusammen und kommt gegebenenfalls zu einer Diagnose. Nun klärt sie Mama Igel und Igelino darüber auf, dass er unter einer Zwangsstörung leidet und was das bedeutet. Sie verweist an einen Psychotherapeuten und an einen Facharzt für Kinder- und Jugendpsychiatrie, falls nötig. Zusätzlich führt sie mit Mama Igel und Papa Igel entlastende Beratungsgespräche, um sie im Umgang mit dem Igelino zu unterstützen und zu entlasten. Mit Igelino wird schrittweise an der zwanghaften Symptomatik gearbeitet. Einerseits werden in Behandlungsgesprächen die Gründe für sein Verhalten reflektiert, andererseits wird bewusst eingeübt, besser mit Zwangsgedanken umzugehen.

6.3   Psychiatrie

Eine weitere wichtige Fachrichtung zur Diagnostik und Behandlung ist die Fachrichtung Psychiatrie. Fachärztinnen für Psychiatrie durchlaufen zunächst ein Studium der Humanmedizin, um dann eine mehrjährige Facharztausbildung zu absolvieren. Im Anschluss kann eine Spezifikation der Altersgruppe vorgenommen werden. Im Kinder- und Jugendbereich kommt es häufig zur Zusammenarbeit mit Fachärztinnen für Kinder- und Jugendpsychiatrie.

Psychiater sind als Mediziner die einzige Berufsgruppe, die Medikamente verschreiben darf. Die medikamentöse Behandlung von Kindern und Jugendlichen ist stets ein heikles und umstrittenes Thema. Insbesondere bei psychiatrischen Störungsbildern kann diese jedoch Abhilfe schaffen und wird häufig angewandt, um den Beginn einer Psychotherapie zu ermöglichen und belastende Symptome zu vermindern.

Die weise Eule bemerkt, dass Igelino stark unter den negativen Gedanken und Zwangshandlungen leidet. Er kann auch durch Psychotherapie oder klinisch-psychologische Behandlung nicht ausreichend unterstützt werden. Deswegen schickt die weise Eule Igelino zu Frau Dr. Wolf, denn die kennt sich besonders gut mit Zauberkügelchen aus. Dr. Wolf lernt Igelino und die Igeleltern kennen, liest einen Brief der weisen Eule (Befund) und schreibt ein Rezept. Wenn Igelino regelmäßig die Zauberkügelchen schluckt, wird es ihm bald besser gehen. Alle paar Wochen besucht er Dr. Wolf und bespricht mit ihr, wie er sich fühlt.

Psychiatrische Behandlung bei Kindern mit Zwangsstörung

Die erste Wahl in der medikamentösen Behandlung bei Kindern mit Zwangsstörung sind sog. selektive Serotoninwiederaufnahmehemmer. Es werden aber auch trizyklische Antidepressiva eingesetzt. Die möglichen Nebenwirkungen und Wirkweisen sind dringend immer mit einer Fachärztin zu besprechen. Ebenso sollten die Medikamente nie ohne fachärztliche Absprache abgesetzt oder höher dosiert werden.

Die Einnahme von Psychopharmaka sollte stets von psychotherapeutischen oder klinisch-psychologischen Behandlungsmaßnahmen begleitet werden. Oftmals dauert es eine Weile, bis ein gut verträgliches Medikament und eine passende Dosierung gefunden wurden. Eine medikamentöse Einstellung ist jedoch häufig sehr entlastend für die Betroffenen, weshalb die Scheu davor abgelegt werden sollte.

7

Was können wir tun?

7.1 Psychologische Tipps im Umgang mit Kindern mit zwanghaftem Verhalten

Suchen oder vermitteln Sie professionelle Hilfe

Der Lehrer Herr Fuchs und Igelinos Eltern bemerken am Verhalten von Igelino, dass er dringend Hilfe benötigt. Sie vermitteln ihm den Kontakt zur weisen Eule, die ihm sein Verhalten und Empfinden besser erklären kann und ihm Übungen mitgibt, weniger negative Gedanken und Handlungen vollziehen zu müssen.

Wenn Sie mehrere der bereits genannten Anzeichen von zwanghaftem Verhalten bei Ihrem Kind feststellen, ist es wichtig, sich nicht bloß auf Vermutungen zu stützen. Vereinbaren Sie einen Termin mit Fachexpertinnen, die Sie beraten und Ihnen weiterhelfen können.

Fällt Ihnen im Umfeld ein Kind besonders auf, dass zwanghaftes Verhalten zeigt: Versuchen Sie, die Familie zu unterstützen indem Sie Hilfe anbieten. Ziehen Sie die Schule oder die Kinder- und Jugendhilfe zu Rate und schauen Sie nicht weg.

Auf folgenden Websites finden Sie Unterstützung:

www.kinderpsychiater.org
www.therapie.de
www.psychotherapie.at
www.oegkjp.at
www.sgkjpp.ch

Zeigen Sie Verständnis

Igelino eckt durch seine Zwänge in seinem Umfeld an. Vor allem der freche Dachs kann nicht verstehen, warum Igelino die Haustüre so häufig kontrolliert und immer zu spät kommt.

Kinder, die unter Zwangshandlungen leiden, tun dies nicht, um uns Erwachsene zu ärgern. Sie sind weder stur und rigide noch provokant, auch wenn es manchmal den Anschein macht. Trotzdem ist es für Angehörige häufig eine Geduldsprobe, zu versuchen, diese Handlungen zu verstehen.

Versuchen Sie, sich in Ihr Kind hineinzuversetzen und die innere Anspannung zu verstehen. Lassen Sie sich professionell beraten, denn eine gute Psychoedukation kann rasch helfen, das Verständnis zwischen dem Kind und dem Bezugssystem zu fördern.

Haben Sie ein offenes Ohr, wenn Ihr Kind in der Schule oder dem Kindergarten durch sein/ihr Verhalten aneckt oder verspottet wird. Fragen Sie regelmäßig nach Zwangsgedanken und stützen Sie Ihr Kind. Die Zwangsgedanken können nicht beobachtet werden, stellen zumeist aber die größte Belastung für betroffene Kinder und Jugendliche dar.

Lassen Sie sich nicht in Zwänge verwickeln

Igelino bezieht seine Igeleltern nicht direkt in seine Zwangshandlungen mit ein. Es gibt jedoch viele betroffene Kinder und Jugendliche, die beispielsweise gewisse Aussagen oder Handlungen der Bezugspersonen zwanghaft einfordern.

„Mama, sag jetzt das." „Papa, du musst mich über diese Straße tragen." Es kommt immer wieder vor, dass Kinder und Jugendliche mit Zwangserkrankungen versuchen, ihre Familienmitglieder in Zwangshandlungen miteinzubeziehen.

Auch wenn Sie den Zwängen Ihres Kindes nie gewaltsam ein Ende setzen sollten (mit Ausnahme einer Selbst- oder Fremdgefährdung), ist es jedoch nicht ratsam, sich in die zwanghaften Handlungen miteinbeziehen zu lassen.

Wenn Eltern beispielsweise keine ungeraden Zahlen mehr nennen dürfen, jedes gelbe Auto auf der Autobahn überholen müssen und gewisse Sätze immer wiederholen müssen, kann sich das zwanghafte Verhalten des Kindes noch verstärken.

Erklären Sie Ihrem Kind, dass Sie das nicht mitmachen und Sie Ihr eigenes Verhalten selbst kontrollieren möchten. Wenn diese Grenzsetzung zu einem emotionalen Durchbruch führt, empfehle ich dringend, eine zeitnahe Anbindung an eine Kinder- und Jugendpsychologin oder eine Fachärztin.

Achten Sie auf ihre eigenen Ressourcen

Igelinos Eltern sind sehr besorgt und teilweise ratlos, weil sie das Verhalten ihres Igelkindes nicht nachvollziehen können und er sich auch selbst dadurch schadet.

Wir können nur liebevoll für unsere Kinder da sein, wenn es uns selbst gut geht. Gerade deswegen ist es essenziell, sich auch regelmäßig eine kurze Auszeit zu gönnen und auf Selbstfürsorge zu achten.

Nehmen Sie sich eine Auszeit, wieder Energie zu tanken. Holen Sie sich Unterstützung durch eine Selbsthilfegruppe und tauschen Sie sich mit betroffenen Angehörigen aus. Wenn Sie auch andere Kinder haben, ist es wichtig darauf zu achten, dass sich diese nicht vernachlässigt fühlen. Planen Sie beispielsweise einmal eine Aktivität ausschließlich mit einem Geschwisterkind ein, um auch dessen Bedürfnissen Raum zu geben. Tauschen Sie sich mit Pädagoginnen und Behandlerinnen aus. Achten Sie auf Ihren eigenen seelischen Zustand. Machen Sie Yogakurse, Meditationstechniken oder Entspannungsübungen.

Auf diesen Websites finden Sie Selbsthilfegruppen:

www.nakos.de
www.selbsthilfe.at
www.bundesverband-selbsthilfe.at
www.selbsthilfeschweiz.ch

Stärken Sie den Selbstwert Ihres Kindes

Igelinos zwanghaftes Verhalten fällt bei Gleichaltrigen und Erwachsenen auf. Er bekommt dadurch viele negative Reaktionen von der Umwelt. Diese Erfahrungen nagen an seinem Selbstwert und die negativen Gedanken nehmen zu.

Das beste Erfolgsrezept für einen gesunden Selbstwert Ihres Kindes besteht aus qualitätsvoller, gemeinsamer Zeit, wohlwollender und unterstützender Erziehung und der Hilfestellung, in einem geschützten Raum selbstständig zu werden. Jedes Kind hat Stärken und Talente, die positiv hervorgehoben werden können. Unterstützen Sie die bereits vorhandenen Fähigkeiten Ihres Kindes durch positiven Zuspruch und ermutigen Sie Ihr Kind, sich auch an Dingen zu versuchen, die es noch nicht so gut beherrscht. Oft ist es nicht leicht, die richtige Balance zu finden, ohne Druck auszuüben. Hat Ihr Kind dann jedoch etwas geschafft, wofür es sich anstrengen musste, wird es umso stolzer sein. Das Überwinden von Hürden stärkt den Selbstwert. Im Anschluss finden Sie einige Ressourcenübungen, die Ihr Kind bei der Entwicklung eines adäquaten Selbstwertgefühls unterstützen können. Die Basis ist jedoch immer die vom Kind empfundene bedingungslose Liebe und Anerkennung der Erziehungspersonen.

7.2   Ressourcenübungen

Um den Selbstwert und die Entspannungsfähigkeit Ihres Kindes zusätzlich zu stärken und eventuelle negative Verhaltensmuster zu durchbrechen, gibt es bestimmte Übungen, die Sie mit Ihrem Kind (oder im Kreis der gesamten Familie) durchführen können. Die folgenden Ressourcenübungen haben sich in meiner Arbeit insbesondere bei hyperaktivem Verhalten und Konzentrationsschwierigkeiten bewährt.

Das Zwangstagebuch

Sie benötigen: Bastelmaterial, bunte Stifte.

- Basteln Sie gemeinsam mit Ihrem Kind ein kleines Büchlein, das bunt bemalt und individuell gestaltet werden kann.
- Setzen Sie sich mit dem betroffenen Kind jeden Abend zusammen und besprechen Sie die Zwangsgedanken und/oder Zwangshandlungen, die an diesem Tag ein Thema waren.
- Nun werden Sie kreativ: Schreiben Sie diese gemeinsam mit Ihrem Kind nieder, oder malen Sie die Gedanken und Handlungen.
- Wenn eine tägliche Eintragung in das Zwangstagebuch nicht möglich ist, dann versuchen Sie eine wöchentliche gemeinsame Beschäftigung. Wichtig ist vor allem eine Regelmäßigkeit.
- Besprechen Sie auch regelmäßig die vergangenen Tage/Wochen und verweisen Sie auf Fortschritte.
- Besprechen Sie mit Ihrem Kind folgende Fragen:

1. Was hat mir schon einmal geholfen, weniger Zwangsgedanken zu haben?
2. Wann sind die Gedanken besonders stark, wann besonders schwach?
3. Wer ist da, um mir zu helfen? (in der Schule, zu Hause, bei Freunden)

Die Ermutigungsdusche
Sie benötigen: Papier und Stifte, Zeit im Kreise der Familie.

- Setzen Sie sich mit Ihrer Familie (auch im Freundeskreis und bei Kinderparties möglich) an einen Ort, wo Sie es bequem und ruhig haben und wo sich alle wohlfühlen können.
- Bestimmen Sie eine Person, die heute eine Ermutigungsdusche bekommt. Das kann durch Auszählen, Eigenschaften (Größe, Alter, Augenfarbe) oder durch ein kleines Aufwärmspiel (UNO, Würfeln) geschehen. Vergewissern Sie sich, dass immer jemand anderer drankommt, um Neidgefühle untereinander zu vermeiden.
- Die Person, die ausgewählt wurde, setzt sich in die Mitte oder ans Ende des Tisches. Nun darf jedes Familienmitglied überlegen, was an der Person besonders großartig und positiv ist. Auch mehrere Nennungen sind erlaubt. Es sind nicht nur Eigenschaften, sondern auch tolle Dinge, die die Person getan oder erreicht hat, möglich. Kinder, die noch nicht schreiben oder lesen können, werden die Ermutigungen direkt gesagt oder vorgelesen.
- Alle Zettel kommen in einen Hut und nun darf die Person in der Ermutigungsdusche ziehen und laut vorlesen. Durch den positiven Zuspruch von den Familienmitgliedern wird nicht nur das eigene Selbstbild in ein besseres Licht gerückt, sondern auch die Fremdwahrnehmung durch die anderen.
- Ziel der Übung soll sein, dass ein negatives Selbstbild hinterfragt wird.

„Vielleicht bin ich gar nicht so schlecht, wie ich geglaubt habe?"

Die Gedankenwolken

Sie benötigen: Einen ruhigen Ort, Zeit, Ihre Fantasie.

- Nehmen Sie sich mit Ihrem Kind die Zeit, es sich an einem ruhigen Ort bequem zu machen.
- Nun leiten Sie Ihr Kind an, die Augen zu schließen und tief in den Bauch zu atmen.
- „Stell dir vor, deine Gedanken sind wie Wolken. Manchmal kommen sie und dann ziehen sie wieder weiter. Wir lassen jetzt gemeinsam unsere Gedanken an uns vorbeiziehen. Welche Gedanken kommen dir? Wie schnell lassen wir sie vorbeiziehen?"
- Gehen Sie nun gemeinsam mit Ihrem Kind die Gedanken durch, die bei ihm/ihr auftauchen. Zeigen Sie Ihrem Kind, dass wir Gedanken selbst steuern können und diese auch schneller wieder vorbeiziehen lassen können, wenn sie unangenehm oder aufdringlich sind.
- Lassen Sie sich nicht entmutigen: Solche Fähigkeiten wollen geübt sein. Bleiben Sie dran und geben Sie Ihrem Kind Beispiele aus Ihrer eigenen Gedankenwelt (kindgerecht), damit es weniger gehemmt auf die Übung reagiert und den Sinn besser verstehen kann.
- Gedankenwolken können natürlich auch aufgemalt und aufgehängt werden. Arbeiten Sie mit unterschiedlichen Größen und Farben, um die Wichtigkeit hervorzuheben.

Der Name der positiven Eigenschaften

Sie benötigen: Buntes Papier, eine Schere, Klebstoff, dicke Filz- oder Buntstifte und jegliche Aufkleber oder Sticker zum Verzieren.

→Diese Übung ist erst möglich, wenn Ihr Kind schon schreiben und lesen kann

- Schaffen Sie eine ruhige und angenehme Atmosphäre mit Ihrem Kind und schreiben Sie gemeinsam vertikal seinen/ihren Namen auf ein Blatt Papier.
- Überlegen Sie sich dann gemeinsam positive Eigenschaften zu den jeweiligen Buchstaben. Lassen Sie zunächst Ihr Kind überlegen, geben Sie ihm/ihr Zeit und unterstützen Sie erst, wenn ihr/ihm nichts mehr einfällt.

Beispiel

N ATÜRLICH
I NTELLIGENT
N ETT
A MÜSANT

- Besprechen Sie gemeinsam die positiven Eigenschaften (auch Handlungen sind möglich) und heben Sie Ihren Stolz und Ihre Zuneigung als Elternteil (oder Oma, Onkel usw.) hervor.
- Gestalten Sie zusammen ein buntes Plakat mit dem Namen und den Eigenschaften. Lassen Sie Ihr Kind das Kunstwerk verzieren und bemalen, wie es möchte, und suchen Sie einen passenden Platz, um es aufzuhängen.
- Ziel der Übung ist, selbst die eigenen guten Seiten zu erkennen und bildnerisch stets daran erinnert zu werden.

Zwangsgedanken „wegschwemmen"
Sie benötigen: Papier, Stifte, ein fließendes Gewässer.

- Nehmen Sie sich mit Ihrem Kind Zeit, gemeinsam negative Gedanken auf mehrere kleine Papierstreifen zu schreiben.
- Sollte Ihr Kind noch nicht schreiben können, übernehmen Sie das für Ihr Kind oder lassen Sie Ihr Kind symbolisch etwas für den negativen Gedanken malen.
- Gehen sie nun zu einem fließenden Gewässer (Bach, Fluss) und lassen Sie gemeinsam die negativen Gedanken „wegschwemmen."
- Werfen Sie einen Streifen nach dem anderen in das Gewässer (der Umwelt zuliebe empfehlen wir kleine Streifen und ökofreundliches Papier).
- Erklären Sie Ihrem Kind, dass der Fluss/Bach die Gedanken nun mitnimmt. Vielen Kindern hilft eine gewisse Symbolik, um negative Gedanken loslassen zu können.
- Wenn die Gedanken trotzdem wiederkehren, kann der Vorgang entweder wiederholt werden, oder den Kindern erklärt werden, dass die Gedanken zwar nicht gänzlich verschwinden, aber dadurch weniger werden können.
- Alternativ können auch Steine oder Holzstöcke in den Fluss/Bach geworfen werden und die Zwangsgedanken benannt werden.

Die Fantasiereise

Sie benötigen: Einen ruhigen, gemütlichen Ort und die eigene Fantasie.

→Diese Übung soll Ihr Kind entspannen und eine Auszeit von Reizüberflutung und innerer Unruhe ermöglichen.

- Finden Sie mit Ihrem Kind einen gemütlichen Ort, wo es gut sitzen oder liegen kann. Wenn es möchte, kann es die Augen schließen.
- Begeben Sie sich nun mit Ihrem Kind auf eine Reise in Ihrer Fantasie. Führen Sie es an einen Ort, den es sich schön vorstellt oder an dem es sich schon wohl gefühlt hat.

Beispiel

„Stell dir einmal vor, wir fahren wieder auf die Almhütte im Wald. Es ist Sommer und die Sonne kitzelt auf deiner Nase. Dir ist warm und du kannst barfuß laufen. Die Kühe auf der Weide grasen und du kannst sie streicheln. Du freust dich schon auf das Frühstück, weil du dann wieder frische Milch vom Bauernhof holen kannst."

Bauen Sie folgende Bausteine ein:

„Wo bin ich?"
„Wie fühle ich mich?"
„Was spüre, rieche, schmecke, höre ich?"
„Wohin gehe ich?"
„Woran denke ich?"

- Wenn Sie Schwierigkeiten mit dem freien Erzählen haben, können Sie sich auch Stichwörter der Fantasiereise im Vorhinein zusammenschreiben.
- Wichtig ist, dass nur Sie sprechen und Ihr Kind sich auf das Gehörte konzentriert.
- Führen Sie Ihr Kind am Ende der Fantasiereise sanft wieder in die Realität zurück und lassen Sie es das Gehörte/Gefühlte malen und/oder besprechen Sie es gemeinsam.

Das ABC des Positiven

Sie benötigen: Einen ruhigen Ort und eventuell buntes Papier und Stifte.

→Diese Übung kann regelmäßig wiederholt werden und soll die Gedankenwelt Ihres Kindes in ein positives Licht rücken

→Zur Durchführung dieser Übung sollte Ihr Kind bereits das Alphabet beherrschen.

- Setzen Sie sich gemeinsam hin und finden Sie für jeden Buchstaben des Alphabets einen Menschen, Gegenstand, Situation oder Eigenschaft, die Ihnen und Ihrem Kind Freude bereitet.

Beispiel

Am Abend bin ich schon viel ruhiger als früher.
Bei Oma fühle ich mich wohl.
Clara ist eine liebe Freundin von mir.
Die Katze zu streicheln hilft mir, mich zu entspannen.
Einmal hatte ich eine 1 in der Mathearbeit.
Frösche sind meine Lieblingstiere.

Wenn Sie möchten, können Sie die Sätze (es sind auch nur Wörter oder Namen möglich) auf ein Blatt Papier schreiben und es von Ihrem Kind verzieren lassen. Eingerahmt ergibt es ein kreatives Kunstwerk, dass Ihrem Kind immer wieder die positiven Seiten des Lebens vor Augen hält.

Progressive Muskelentspannung für Kinder
Sie benötigen: Eine Anleitung zur progressiven Muskelentspannung zum Vorlesen oder eine CD.

→Edmund Jacobson ist der Erfinder der progressiven Muskelentspannung. Die Übung zur Entspannung wirkt sowohl bei Kindern und Erwachsenen nicht nur auf das Stressempfinden, sondern hat auch eine starke positive Auswirkung auf den menschlichen Körper.

- Richten Sie für Ihr Kind einen bequemen Platz zurecht, wo es bequem sitzen oder liegen kann. Wenn es möchte, kann es die Augen schließen.
- Lesen Sie nun die progressive Muskelentspannung vor oder legen Sie die entsprechende CD ein. Für Kinder empfiehlt sich insbesondere ein Hörspiel, da sie sich darauf gut einlassen können.
- Bücher mit Anleitungen und CDs finden Sie in jedem Buchhandel oder zum Bestellen auf Amazon.
- Als Entspannungsverfahren für Kinder sind zusätzlich autogenes Training, Imaginationsübungen und Fantasiegeschichten zu empfehlen.

Empfehlung

Audio-CD:
Entspannung für Kinder: Autogenes Training – Muskelentspannung – Imaginationen. Für eine ausgeglichene Kindheit. Kindgerecht aufbereitet und wundervoll vorgetragen
Von Sonja Polakov (Dipl. Rehabilitationspädagogin und Integr. Lerntherapeutin)

Zwänge weg atmen

Sie benötigen: Einen ruhigen Ort.

→Erklären Sie Ihrem Kind, dass die Atmung eine wesentliche Rolle spielt, wenn es darum geht, sich zu beruhigen und negative Gedanken loszuwerden. Zeigen Sie vor, wie es wirkt, wenn man sehr schnell und hektisch atmet und fragen Sie dann Ihr Kind, wie es denn besser wäre.

- Weisen Sie Ihr Kind nun an, langsam einzuatmen und zählen Sie von 1 bis 5. Bei 5 soll es kurz die Luft anhalten, um dann wieder langsam auszuatmen.
- Zählen Sie beim Ausatmen wieder bis 5. Auch danach soll Ihr Kind kurz die Luft anhalten.
- Die Atemübung kann beliebig oft wiederholt werden. Wichtig ist, dass Sie mit Ihrem Kind danach besprechen, wie es sich dabei gefühlt hat. Erklären Sie Ihrem Kind, dass sich die Atmung auf die Schnelligkeit des Herzschlages auswirken und dadurch ein Gefühl des Stresses und der Hektik erzeugt werden kann. Eine ruhige ausgeglichene Atmung hingegen entspannt den Körper und führt zu einem Gefühl der Gelassenheit.
- Ihr Kind kann auch lernen, diese Übung selbstständig durchzuführen, um sie in Situationen der Aufregung oder inneren Unruhe anzuwenden.

Beispiel

1 – 2 – 3 – 4 – 5 – Einatmen

Kurz Luft anhalten

1 – 2 – 3 – 4 – 5 – Ausatmen

Kurz Luft anhalten

Wellenatmung
Sie benötigen: 2 Stück Papier und 2 Stifte.
➔Besprechen Sie (siehe 1-2-3-4-5-Atmung) mit Ihrem Kind wieder die Auswirkungen der Atmung auf den menschlichen Körper.

- Geben Sie Ihrem Kind einen Stift und ein Stück Papier und nehmen Sie sich selbst ebenfalls Schreibutensilien.
- Malen Sie in langsamer Stiftführung eine Wellenlinie auf das Papier. Weisen Sie Ihr Kind darauf hin, beim Rauffahren des Stiftes ein- und beim Runterfahren des Stiftes auszuatmen.
- Die Wellen können zunächst flacher, dann immer höher werden, um die Dauer der Ein- bzw. Ausatmung etwas zu verlängern.
- Weisen Sie Ihr Kind nun an, selbst Wellen zu malen und die Atmung danach zu richten. Es kann die Höhe und Geschwindigkeit frei wählen und beliebig variieren.
- Besprechen Sie mit Ihrem Kind wiederum die Wichtigkeit einer ruhigen Atmung und die Möglichkeiten, diese in Stresssituationen gezielt einzusetzen.
- Die Wellenatmung kann auch eingesetzt werden, wenn Ihr Kind gerade keine Schreibutensilien zur Verfügung hat. Es besteht die Möglichkeit, die Augen zu schließen und sich die Wellen vorzustellen.
- Eine schöne Variation der Wellenatmung besteht auch daran, sich einen Strand mit Wellengang vorzustellen. Kommt die Welle in die Bucht, wird eingeatmet, zieht sie sich wieder zurück, wird ausgeatmet.

Ballonatmung

Sie benötigen: Einen Luftballon.

→Besprechen Sie (siehe 1-2-3-4-5-Atmung) mit Ihrem Kind wieder die Auswirkungen der Atmung auf den menschlichen Körper.

- Zeigen Sie Ihrem Kind den Luftballon und blasen Sie diesen langsam auf. Danach lassen Sie langsam die Luft aus dem Ballon ausfließen und wiederholen den Vorgang.
- Erklären Sie Ihrem Kind, dass es sich vorstellen kann, dass auch in seinem Körper ein Luftballon langsam aufgeblasen wird, wenn es atmet.
- Weisen Sie Ihr Kind an, die Hände auf den Bauch zu legen und langsam ein und auszuatmen.
- „Nun schließe die Augen und stelle dir vor, du würdest den Luftballon abwechselnd langsam aufblasen und dann die Luft wieder hinauslassen."
- Insbesondere in Stresssituationen und Momenten der negativen Aufregung kann Ihr Kind mit Ihrer Unterstützung die Atemtechnik anwenden.
- Ebenso besteht die Möglichkeit, die Ballonatmung selbstständig anzuwenden und diese mit dem Stichwort „Luftballon" zu verknüpfen.
- Erinnern Sie Ihr Kind in diesen Situationen an den Luftballon, der langsam aufgeblasen wird und fertigen Sie gegebenenfalls mit Ihrem Kind eine Zeichnung oder eine Bastelei an, damit es visuell daran erinnert wird.

Fokus auf die Sinne

Sie benötigen: Zeit und Ruhe.

- Besprechen Sie mit Ihrem Kind, dass es 5 unterschiedliche Sinne hat. Lassen Sie Ihr Kind diese aufzählen und ergänzen Sie die übrigen.
- „Überlege einmal: Was kannst du gerade riechen?"
- „Was kannst du gerade schmecken?"
- „Was kannst du gerade sehen?"
- „Was kannst du gerade hören?"
- „Was kannst du gerade fühlen?"
- Erklären Sie Ihrem Kind, dass es manchmal gegen Zwangsgedanken und Zwangshandlungen helfen kann, wenn wir uns auf unsere Sinne fokussieren. Üben Sie den Fokus auf die Sinne gemeinsam mit Ihrem Kind in Ruhesituationen und versuchen Sie, es durch Stresssituationen zu begleiten, indem Sie die obigen Fragen stellen.
- Diese Achtsamkeitsübung hat sich insbesondere bei Anspannungszuständen sehr bewährt, um den Fokus wieder ins Hier und Jetzt zu bringen.
- Ziel wäre es, dass betroffene Kinder und Jugendliche auf diese Übung selbstständig zurückgreifen können, um den negativen Gedanken nicht so viel Raum zu geben.

Ein zwangsfreier Tag
Sie benötigen: Gemeinsame Zeit und Ruhe, evtl. Schreibmaterialien.

- Sorgen Sie für eine ruhige und stressfreie Gesprächsatmosphäre.
- Überlegen Sie mit Ihrem Kind (oder im Kreise der Familie) wie ein Tag ohne Zwänge aussehen würde.
- Besprechen Sie jede Situation vom morgendlichen Aufstehen bis hin zum Zubettgehen durch.
- Was würde sich verändern?
- Was wäre besser? Was wäre vielleicht nicht besser?
- Wie würde sich so ein Tag anfühlen?
- Wie geht es den Familienmitgliedern?
- Was könnte jedes Familienmitglied verändern, damit mehr Tage zwangsfrei werden?
- Notieren Sie gerne das Besprochene und setzen Sie sich regelmäßig zusammen, um gemeinsam zu sehen, was sich verändert hat und wo noch nachgeschärft werden muss.

Die Sprache der Selbstliebe

Sie benötigen: Geduld und Zeit, Papier, Stifte, roter Filzstift.

➔ Ein niedriger Selbstwert wird nicht zuletzt häufig in der Sprache ausgedrückt. Diese Übung soll Ihr Kind dabei unterstützen, sich selbst nicht verbal herunterzusetzen.

- Sprechen Sie mit Ihrem Kind über negative Glaubenssätze, die es von sich selbst hat. Ein Beispiel hierfür könnte sein:
- „Ich bin in allem schlechter als meine Schwester."
- Lassen Sie Ihr Kind (falls möglich) diese Glaubenssätze aufschreiben. Besprechen Sie dann gemeinsam, warum Ihr Kind das glaubt und helfen Sie ihm, diese Glaubenssätze zu entkräften.
- „Deine Schwester kann manches besser und manches schlechter als du."
- Weisen Sie Ihr Kind nun an, den negativen Glaubenssatz mit einem dicken roten Filzstift durchzustreichen und diesen durch einen neuen zu ersetzen:

Beispiel

„Meine Schwester kann gut lesen und ich kann wunderschön singen."
„Ich kann schnell laufen und meine Schwester kann schon rechnen."

- Durch die neuen Glaubenssätze setzen Sie Annahmen, die zumeist schädlich und obendrauf unwahr sind, in Relation und zeigen Ihrem Kind, wie es umdenken kann.
- Achten Sie im Alltag auf negative Äußerungen Ihres Kindes und wandeln Sie diese Sätze gemeinsam um:

Beispiel

„Ich kann das nicht" ➔ „Ich werde das noch lernen"
„Ich bin so dumm" ➔ „Beim nächsten Mal mache ich es anders"

Die Baumübung

Sie benötigen: Ein weißes Plakat, grünes Kartonpapier, bunte Stifte, Schere und Klebstoff.

→Die Baumübung ist eine weitere Ressourcenübung, die innere und äußere Stärken Ihres Kindes hervorheben soll.

- Gestalten Sie mit Ihrem Kind einen Baum auf einem weißen Plakat. Der Baum soll einen dicken, braunen Stamm (hellbraun) und Wurzeln haben sowie viele Äste, die in die Höhe reichen.
- Fragen Sie nun Ihr Kind, was es an sich selbst mag. Sammeln Sie gemeinsam positive Eigenschaften, Stärken und Talente Ihres Kindes und schreiben Sie diese in den Stamm. Sollte Ihr Kind Schwierigkeiten damit haben, sich selbst positiv zu beschreiben, kann es hilfreich sein, ihm/ihr Gedankenanstöße zu geben. Auch die Unterstützung von Freunden oder anderen Familienmitgliedern ist erwünscht.
- Schneiden Sie gemeinsam Blätter in unterschiedlichen Formen und Größen aus dem grünen Plakatpapier aus.
- Nun fragen Sie Ihr Kind, wen oder was es besonders mag und schreiben diese Ressourcen jeweils auf ein Blatt, dass dann auf die Äste des Baumes geklebt wird.
- Es werden somit nicht nur innere Ressourcen Ihres Kindes, sondern auch das externe Unterstützungssystem visualisiert.
- Das Plakat kann im Zimmer Ihres Kindes angebracht werden, um die positiven Seiten stets hervorzuheben.

Literatur

ASP (2017): Charte-Text. https://psychotherapie.ch/wsp/site/assets/files/1074/charta_text_d.pdf. Zugegriffen am 02.03.2020.

Benecke, C. (2014). Klinische Psychologie und Psychotherapie. *Ein integratives Lehrbuch.* Stuttgart: W. Kohlhammer GmbH.

DGPPN (2018): Psychische Erkrankungen in Deutschland: Schwerpunkt Versorgung. https://www.dgppn.de/_Resources/Persistent/f80fb3f112b4eda48f6c5f3c68d23632a03ba599/DGPPN_Dossier%20web.pdf. Zugegriffen am 02.03.2020.

Dilling, H., & Freyberger, H. J. (2016). ICD-10. *Taschenführer zur ICD-10-Klassifikation psychischer Störungen.* Bern: Hogrefe Verlag.

Friedman, R. J., & Katz, M. M. (Hrsg.). (1974). *The psychology of depression: Contemporary theory and research* (S. 157–185). J. Wiley.

Kessler, R. C., Berglund, P., Demler, O., Jin, R., Merikangas, K. R., & Walters, E. E. (2005). Lifetime prevalence and age-onset distributions of DSM-IV disorders in the National Comorbidity Survey Replication. *Arch Gen Psychiatry, 62*(6), 593–602.

Klicpera, C., Gasteiger-Klicpera, B., & Besic, E. (2019). *Psychische Störungen im Kindes- und Jugendalter.* Facultas Verlags- und Buchhandels AG.

Max-Planck-Institut. (2023). https://www.psych.mpg.de/848234/zwang. Zugegriffen am 05.07.2023.

Raskob, H. (2005). *Die Logotherapie und Existenzanalyse Viktor Frankls. Systematisch und kritisch.* Springer.

Schneider, S. (2012). *Angststörungen bei Kindern und Jugendlichen: Grundlagen und Behandlung.* Springer.

L. Pongratz, *Igelino kann nicht anders,* https://doi.org/10.1007/978-3-662-65990-8

Statistik Austria (2018): Stationäre Aufenthalte. https://www.statistik.at/web_de/statistiken/menschen_und_gesellschaft/gesundheit/stationaere_aufenthalte/index.html. Zugegriffen am 27.10.2022.

Thun-Hohenstein, L. (2008). Die Versorgungssituation psychisch auffälliger und kranker Kinder und Jugendlicher in Österreich. In R. Kerbl, L. Thun-Hohenstein, K. Vavrik, & F. Waldhauser (Hrsg.), *Kindermedizin — Werte versus Ökonomie*. Springer.

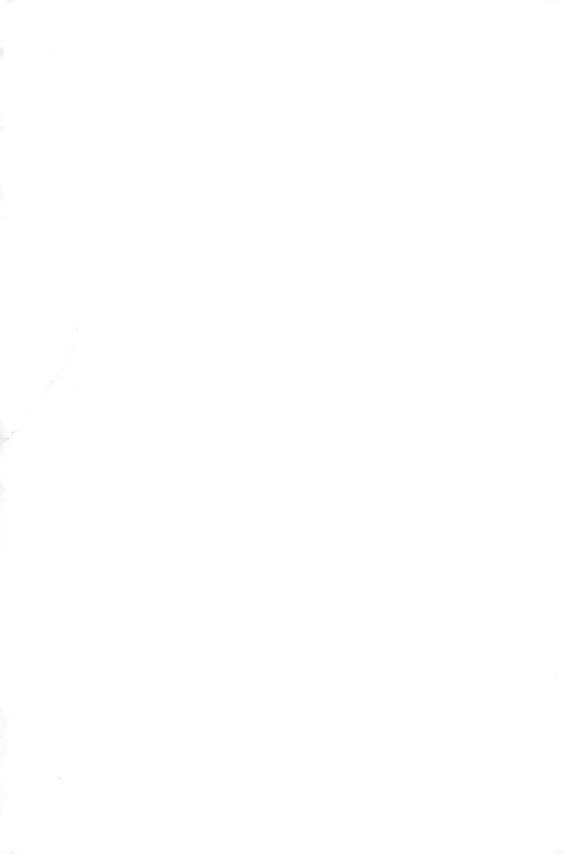

Printed in the United States
by Baker & Taylor Publisher Services